ガンと向き合う力
25人のデンマーク人がガン体験を語る

ビアギト・マスン，ピーダ・オーレスン❖編
ヘンレク・ビェアアグラウ❖写真
石黒 暢❖訳

新評論

i

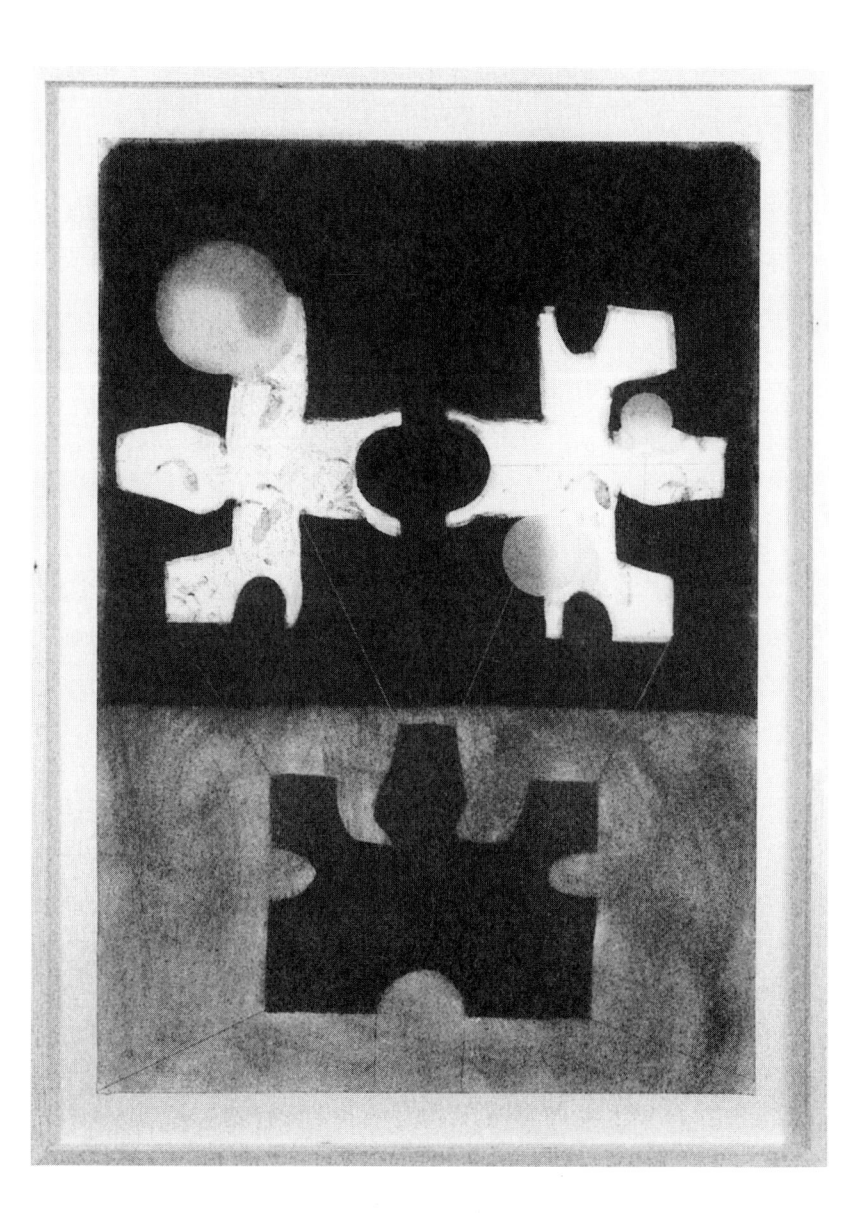

掲載画の説明

本書の執筆者の一人に、画家のエレ＝ミーイ・アイドロプ・ハンスン（Elle-Mie Ejdrup Hansen）がいます（第24章）。2002年、彼女は「スカナボー美術館（Skanderborg Museum）」で、自身のガン克服体験をモチーフにした「身体と空間（Krop og rum）」という大規模な展覧会を開催しました。特に注目すべきなのは、彼女自身のレントゲン写真を題材にした作品です。展覧会の挨拶として、彼女は次のように書いています。

「作品は、私の身体に記録された認識を表しています。治療を受けることについて（ケアと接触について・精神的な闘いについて・上がったり下がったりする身体の格闘について・放射線治療の奇妙な空間のなかのパズルピースとしての身体について）の認識です。作品には、私の身体が固定されているパズルピースが描かれています。この展覧会では、たくさんのストーリーを示し、生命を精いっぱい表現しました」

本書に、彼女の作品を掲載してもよいという許可をいただきました。本書の内容にぴったりの作品だと思います。

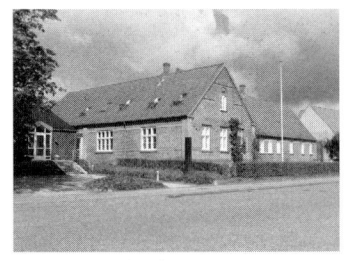

スカナボー美術館
（写真提供：Skanderborg Museum）

はじめに

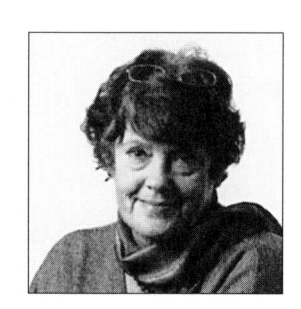

私は生きたい

「今ここで、生きるための闘いだ。ノックアウトされて、震える脚で立ち上がって、ここでどうしたいのか？ 生きたいのか、死にたいのか？ 『生きたい！』と、私は叫びました。生きることを邪魔するあらゆるものに対して闘いを挑みたい！ 第3ラウンドも闘うのだ！」
「ガンとは何か。深い深い谷に架かる細い吊り橋の上を、孤独に渡っているようなものです。こんな体験、しないに越したことはありません」
「この『旅』によってたくさんのものを失いましたが、得たものもあります。今、私はささいなことで喜びを感じることができますし、少しくらいのことでは落ち込まないようになりました。病気と引き換えに得るものとしては、決して悪くないと思っています」

　家族や友人がガンと闘っている様子を見たことがある人はたくさんいると思いますが、本人の不安がどれほど深いものか、そしてガンによってどのように人生が変わってしまったのかについて、本当の意味で理解している人はほとんどいません。

本書は、25人の人たちがガンになってからの人生について書いたものです。周囲の人々が手を差し伸べてくれたことや、自分が受けたケア、助け、支援についてほとんどの人が書いていますが、それによってみなさんは、生きるために必要となる闘う力をかつて以上に与えてもらっています。その一方で、強い孤独感に苛まれたことについて書いている人もいます。

　ここに掲載された多くのストーリーは、私に強烈な印象を与えました。病気を乗り越えられないかもしれないという不安感について、また厳しい治療について、そして将来への不安について、執筆者たちは率直に書いています。また、人生を取り戻したときの喜びや、新しい人生がどれほど価値のあるものなのか、ということについても書いています。

　今年（2003年）は、デンマーク対ガン協会の75周年記念にあたります[1]。ガンという病気の謎はまだ解けたわけではありませんが、医療技術が発達したおかげで、ガンにかかっても長生きをする人やガンを克服する人が増えてきました。

　75周年記念の出版となった本書が、ガンを患った人や、その友人や知人にとっても支えになることを祈っています。本書に寄稿してくれた執筆者のみなさんに感謝を申し上げます。

　　アネ・トマスン（Anne Thomassen・デンマーク対ガン協会代表）

---

[1] （Kræftens Bekæmpelse）ガンの予防、治療、副作用軽減のための支援を目的として、研究活動、患者・家族の支援活動、予防活動などを行っているデンマーク最大の患者組織。1928年に設立された。巻末も参照。

もくじ

掲載画の説明　ii

はじめに　iii

編者による序文　3

1　恥じる気持ち　7

2　再び光のもとへ　11
- ▶化学療法　13
- ▶不安　16
- ▶回復　17

3　失うものより得たものが多い　21
- ▶化学療法マンのカスパ（Kemo Kasper）　23
- ▶ラッキー・ルーク　25
- ▶後遺症　27

4　愛煙家　29
- ▶問題を直視しない　31
- ▶悪性腫瘍　33

5　ガンで亡くなった家族はいない　37
- ▶放射線の照射位置　39
- ▶同じ立場の人に助けられる　41
- ▶私の信仰心　43
- ▶不安感　45

6 ただの咳だと思っていた　47
- ▶治療のなかで　51
- ▶日常に戻る　53
- ▶20年後　55

7 支え合い　57
- ▶新しい人生　60
- ▶母が乳ガンを患う　61

8 最大の勝利　63
- ▶死を覚悟する　65
- ▶辛い待ち時間　67
- ▶恐れは消えない　70

9 いつも明るい気持ちで　73

10 豊かな人生　77
- ▶喉頭(こうとう)全摘出専門カウンセラー　79
- ▶活動的な年生活者　82

11 ありのままで　83
- ▶「お母さん、どうしていつも怒っているの？」　83
- ▶「お母さん、どうしたの？」　85
- ▶「髪の毛のないお母さんなんか見たくない」　87
- ▶夜に見たわ　88
- ▶誰もいない場所　90

- ▶代替医療のジャングルのなかで　91
- ▶絶望のなかの希望　94
- ▶「不平には耳を傾けるべきで、その内容をとやかく言うべきではない」　95
- ▶ガンとは何か　96

12　何が起こったのか　97

- ▶妻のインゲが、我が子のクリスティーナとピーダへ　97
- ▶明確な診断　100
- ▶周囲の助け　103

13　いつもの毎日に戻る　105

- ▶混乱のなかで　108
- ▶それまでとは違う毎日　110
- ▶周りにいた子どもの死　112

14　ガンを患って強くなった　115

- ▶診断　117
- ▶最高の説明　120

15　幸運だという感覚　123

- ▶完全に落ち込んだことはない　126
- ▶強い女性をお手本に　129
- ▶乳房再建手術　130
- ▶美しいもの　131

16 無力感から勇気へ 133
- ▶事態の深刻さを悟った 136
- ▶再び生きる気力 138

17 神が命を貸してくれている 143
- ▶生きるために何をしたか 148
- ▶死に対する姿勢 150
- ▶自分に何をしたのか 152

18 心気症患者が病気になったら 155
- ▶残酷な事実 156
- ▶家族全員を打ちのめす 157

19 旅 159
- ▶ショック 160
- ▶長期の旅行 162
- ▶不安が大きくなる 164
- ▶激しい時間 167

20 恐怖はいつまでも消えない 169
- ▶受容——最初の検査 170
- ▶オーデンセ大学病院 172
- ▶治療 175
- ▶職場と家族、友人の反応 177
- ▶恐れる気持ちは消えない 178

21　壁に背を向けて　181
- ▶手術は成功したが、患者は亡くなった　182
- ▶生き延びるための戦略　183
- ▶補足的な治療　185
- ▶「生き延びる」だけでなく「生きる」　188

22　悲しい繰り返し　189
- ▶養子　192

23　人生を取り戻す喜び　195
- ▶最悪だった化学療法　198
- ▶家族と友人からの気遣い　202

24　別の世界　205
- ▶がむしゃらに生きる　208

25　私の仲間たち！　211
- ▶夜　215
- ▶何が効いたのか？　217
- ▶生きる力を与える精神　219

訳者あとがき　222
スポンサー・謝辞　225
デンマーク対ガン協会の概要　226

凡例：本文中の［　］は訳者補記とした。

ガンと向き合う力
──25人のデンマーク人がガン体験を語る──

Birgit Madsen and Peter Olesen
VI LÆNGE LEVE
© Gyldendal
First published in Denmark by Kroghs Forlag, 2003
This book is published in Japan by arrangement with Gyldendal Forlag
through le Bureau des Copyrights Français, Tokyo.

編者による序文

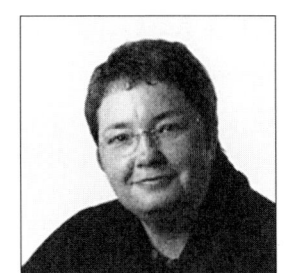

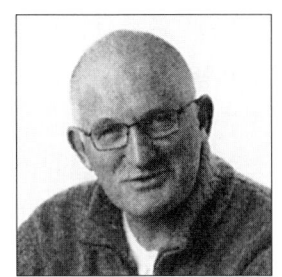

　本書のテーマである「ガン」を患ったことがない私たちは何と幸運なことでしょう。本書を読んだみなさんが、もしいつかガンにかかったとしても、この25人の筆者たちのように忍耐強く立ち向かえることを願っています。
　私たちは「悲しみと喪失のシリーズ」［邦訳は3冊目］の編集に携わるなかで、「死」や「不幸な出来事」について書かれた本を数多く扱ってきました。そのなかでも本書は、聡明な語りのなかに人生の知恵、喜び、感謝、勇気があふれる内容となっており、編集作業をしていてもほっとする、嬉しい気持ちになりました。
　残念ながら、ガンとの厳しい闘いに勝つことができなかった人たちもたくさんいますが、本書は、死への恐れをものともせずに生き残り、闘い、貪欲に努力して病気を克服し、まるで新しい人間に生まれ変わったかのように人生の新たなステージに上がった人たちのストーリーです。

言ってみれば、まだここに生きていることを、そして勝利を得たことを幸せに感じている人たちです。ほとんどの人が、闘病経験を経て、ささいなことに動じなくなったと言っています。大切なのは、人生の大きな方向性や自らの気持ちであり、取るに足りないことに振り回されることではありません。

　執筆者のなかには、ガンと真正面から向き合い、闘病の過程や自らの気持ちを詳細に綴っている人もいますし、ガンに対して一定の距離を置いている人もいます。ガンのような重病にかかると、必ずおまけのようについてくる不安を抱えながら生きている姿もありますし、命を与えられている間は精いっぱい生きなければならないという人生の知恵を得て、日々の生活を送っている姿もあります。

　執筆者の25人は、人生の重大事に直面するとどのように反応するかを詳細に伝えてくれています。執筆者のみなさんが患ったガンには様々な種類があります。もちろん、苦しい闘病期間を過ごした人もいますし、それほど苦しい気持ちを感じなかったという人もいます。執筆者の年齢差は大きく、最年少は4歳（診断時）で、最年長は71歳となっています。

　実は、編集段階の最初において、私たちが考えたタイトルは却下されています。決して悪いタイトルではなかったのですが、そのタイトルでは、書店のレジに持っていって購入する人はいなかったでしょう。それは、「畜生！　もうたくさんだ！」というようなタイトルで、単刀直入でエネルギーに満ちあふれたものでしたが、適切な表現と言えるものではありませんでした。

　編集部のリーダーは、そのタイトルのなかで使われているような不適切な言葉を認めないという方針をもっていました。ただ、そのタイ

トルが本の内容をよく表していたことだけは確かです。忍耐強く闘うこと、生きる意欲をもつこと、死を恐れないこと、これらの精神がよく表現されていました。

　本書において表現されているのは、ガンを経験した人々の「美しい姿」であり「強い姿」です。その姿から、みなさんは多くのことを学ぶことになるでしょう。読了後、心を動かされない人はいないと思います。素晴らしいストーリーを綴ってくれた執筆者のみなさんに感謝を申し上げたいと思います。

　私たちがガンにかからないよう、神に祈ります。

　　　　　　　　　　　　ビアギト・マスン、ピーダ・オーレスン

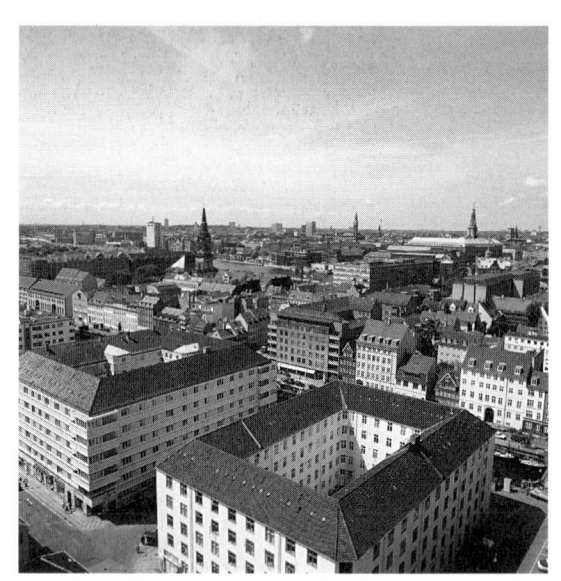

上空から見たコペンハーゲン（撮影：VisitDenmark）

1 恥じる気持ち

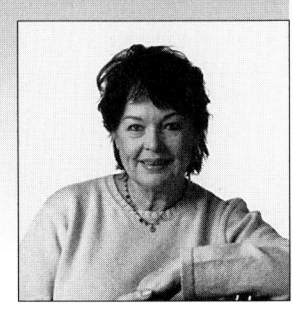

ギタ・ナアビュー（Ghita Nørby）
1935年生まれ。女優、
1993年に卵巣ガンを宣告される。

　手術後、目覚めた私の視界に飛び込んできたのは、深刻な表情をした医師の顔でした。医師は、私の体内にあったのが良性ののう胞(1)ではなく、あってはならないタイプの2種類の細胞であったことを私に告げました。

　「内部をきれいにしておいたので、よくないものは残っていないはずですが……」と、医師は言いました。そして、「病理学の先生の話も聞きましょう」と言葉を続けて、とても悲しそうな表情をしていました。

　私がまず思ったことは、夫がかわいそう、ということでした。今後、夫は私とどのように向き合うことになるのでしょうか。

　これまで「ガン」という言葉は、私の人生とは無縁なもので、自分がガンにかかるわけなんてないと思っていました。しかし、それが現実になったのです。まぎれもない事実でした。手術を受け、ガン細胞

---

(1) 身体の中に形成される袋のようなもので、中には液体が詰まっている。ほとんどが良性で治療を必要としない。

をきれいに切除してもらったとしても、ガンにかかったという事実は変えられないのです。ガンと診断されたのですから、深刻に受け止めて治療を受けなければなりませんでした。

　しかし、私は心の底からその事実を理解することができませんでした。自分が自分の前を歩いているような感覚、まるで自分の身体が遊離しているように感じられたのです。私の身体は私ではない、これは私の身体ではない——そんなふうに感じました。

　私は、現実から目を背けて逃げようとしました。頭がおかしくなったかのように、どんどん真実味を帯びてくる自覚から走って逃避しようとしました。しかし、ガンにかかったことを秘密にしておくことはできませんでした。多くの人たちが本や手紙を送ってくれたり、自らの思いを綴ってくれたりして、それぞれの経験に基づいて助けようとしてくれましたが、私はそれらを真正面から受け止めることができませんでした。ひたすら逃げ続けたのです。止まりたくない、聞きたくない、話したくない……。

　しかし、ある時点で疲労感がどっと押し寄せ、孤独感、絶望感に苛まれるようになり、ある日足を止めてしまいました。走るのをやめて、立ち止まったのです。振り返ると、怪物が私をじっとにらみつけていました。呆然と立ち尽くし、私は羞恥心でいっぱいになりました。自分がガンにかかったことを恥ずかしく思ったのです。何故、私は恥じる必要があるのでしょうか。

　健康な身体に恵まれ、生まれてからこれまで病気をしたことがない人は、身体が常に自分の思いどおりに動くものだと考えてしまいます。自分に支配する力があるような、奇妙な感覚をもってしまうのです。実は、それ自体が脆さの表れであるということに人々は気付いていないのです。病気という黒い翼が自分のもとに舞い降りてきて初めて人

は、完璧なものも傷つかないものも存在しないということに気付くのです。言ってみれば、ガンという病気は人間に屈辱感を与えるのです！

　しかし私は、自分の壁を打ち破って、反対側の世界にたどり着きました。そして再び、考え、学び、理解することができるようになりました。人生が戻ってきたのです。闘い、勇気、笑い、喜び、そして周囲の人々も戻ってきてくれましたし、私は、運命を受け入れることができるようになったと同時に批判的にもなり、常に状況を分析するようになりました。

　ガンという大病を患うことは、言うまでもなく大変なことで、患者や家族から多くのエネルギーを奪ってしまいます。

　そう言えば、「アフターケア」を先生からすすめられました。いかにも耳あたりのよい言葉ですが、実際は単なる化学療法でした。最初にその説明を聞きに行くとき、夫に付き添ってもらっています。それは恐ろしい経験で、一人でなくて本当によかったと思っています。

　このときに受けた無慈悲で冷たい対応は、後々まで引きずることになり、病人は強くなければならないと思い知らされました。また、医師と患者の面談は、一人ではなく誰かに同席してもらうべきだということも身をもって知りました。医師と患者の間で起こることを誰かに見届けてもらうことには大きな意味があります。一人だと、あっという間に打ちのめされてしまうのです。

　医師との面談はその後も続きました。幸いなことに、最初に受けた無慈悲で冷たい対応ばかりではなく、ほとんどの場合は温かく親切に対応していただき、提案された治療法に対する私の意見も尊重されました。それが理由で、利用できるものは何でも利用することにし、病院で治療を受けながらあらゆる代替療法も試しました。

ただ、医師から提供される治療と代替療法との調整がうまくいかないときには、患者自身が調整する必要があります。そのための知識を患者側がもつ必要があり、それを自分でしっかりと理解しておかなければなりません。

様々な人に助けられたおかげで、私はついに「回復した」と太鼓判を押されました。しかし、保険などの契約書に署名をする場面になると、またガンのことが頭の中に浮かんできます。ガンを患ったという真実を正直に書かなければなりません。それはいつまでも消えることがなく、逃れることができない事実なのです。とはいえ、それによって自らの身体に関する意識が高くなり、ケアするのだと意識を転換していくことができれば、のちの人生をプラスに変えていくことができると思います。

作家のカーアン・ブリクスン(2)が次のように書いています。
「すべての人間は不幸になる。それは、特段興味深いことではない。興味深いのは、人がそれにどのように対処するかである」

強く共感できると同時に、これは私たち人間に与えられている課題だと思います。ガンについても同じことが言えるでしょう。

---

(2) (Karen Blixen, 1885〜1962) 20世紀のデンマークを代表する作家。「イサク・ディーネスン(Isak Dinesen)」という男性のペンネームを使って英語で書かれた代表作『アフリカの日々(Out of Africa)』は映画化され、『愛と哀しみの果て』(シドニー・ポラック監督、1985年)という邦題で日本でも公開された。

2 再び光のもとへ

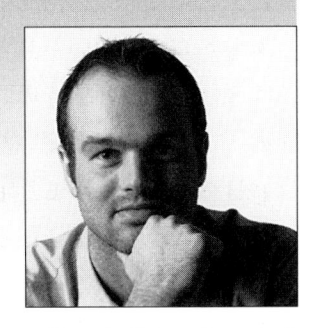

マーティン・スコウ・サアアンスン（Martin Schou Sørensen）
1973年生まれ。医学部学生、1989年に骨肉腫を宣告される。

　今でも、常に頭の中のどこかに記憶が残っているようで、両親の家から王立病院に行くときには、14年前のことをつい思い出してしまいます。車でたった1時間の距離ですが、そこで私の一生が変わってしまうようなことが起こったのです。

　体育館まで自転車で行くわずかの時間に足が動かなくなり、氷のように冷たくなることが続いていたので、ある日、私は仕方なくバレーボールの練習を休みました。近所でやっていた農場でのアルバイトもできないほどでした。地元の病院に行くと、「少し休んで様子を見たほうがいい」と言われたので、そうしているうちに3か月が過ぎました。

　しかし、それでも回復しないので王立病院で精密検査をすることになりました。入院はしたくなかったので、両親に連れられて2週間、毎日病院に通いました。最後に行った検査は骨盤左側の生体組織検査[1]

---

[1] 生体組織検査とは、ある部位から組織を採取する処置のことで、それによって悪性か良性か、そしてどのようなタイプのものなのかが分かる。

で、8日後に結果が出ました。

　あとから父に聞いた話ですが、診察室に入ると、カルテに書いてある「悪性腫瘍」という赤い文字が目に飛び込んできたそうです。結果を聞く日、私は何を聞いたのかあまり覚えていません。覚えているのは、日曜日に入院して月曜日に手術をしなければならないと言われたことと、足が不自由になるかもしれないと言われたことです。母によると、「グレープフルーツ大の腫瘍が足に流れる血流を遮っている」と医師が言ったようです。

「もし、僕が歩けなくなったら、手術後、もう起こさなくていいからね」と、私は両親に言いました。15歳で車椅子という運命にはなりたくなかったのです。

　手術をする前の週末、親戚の人たちが大勢我が家に集まりました。従兄と私はいつものように外で遊んだのですが、家の中に入ると、親戚の人が泣いていたり、深刻な様子で話をしていたりする様子が目に入りました。

　月曜日の朝から次の3週間の出来事はほとんど覚えていません。母と父と従兄は、集中治療室でずっと私のそばに付き添ってくれていました。助かるかどうかも分からない状況だったようです。

　その後、一般病棟に移り、9歳になる妹が初めて面会に来てくれたとき、突然私の顔色が真っ青になり、危険な状態に陥りました。知らないうちに両方の肺が炎症を起こしていたのです。自分では記憶がないのですが、「死んだら火葬にしてほしい」と口走ったそうです。

　それから3週間以上が経ってようやく状態が安定したので、ある日の午後、一時帰宅ができることになりました。車椅子が通れない所は抱きかかえて運んでもらい、大量の薬と荷物とともに自宅に帰りました。

やっと家族全員が揃い、テーブルの周りに座ってココアとパンをいただこうとしたときでした。身体の左側が濡れているのに気付いたので、手で触れてみると赤黒い血液でした。傷口が開いてしまい、1リットルも出血してしまったのです。すぐさま病院に戻ったのですが、それからしばらくは病院を離れることができず、短時間の帰宅すら許可されませんでした。

化学療法

　腫瘍は切除されましたが、引き続き別の治療が必要となりました。化学療法です。もう15歳だったので大人として扱われ、王立病院のフィンセンセンター[(2)]で治療を受けることになりました。
　ここの医師はあらゆることをオープンに話してくれて、髪の毛を失ってしまう可能性があることも教えてくれました。化学療法がどんなものかまったく分からない私には、まったくもって想像すらできませんでした。
　治療は3日間にわたって続きました。効果を確実なものにするため「しっかり丁寧に治療を行う」と医師は言っていましたが、その言葉どおり、本当にしっかりと丁寧に行われたのです！
　化学療法を経験した人であればみんな知っていると思いますが、点滴治療のため、皮膚に差し込まれた針から注入される薬の入った液体が腕から肩を通り、胸に入り、鼻や口にまで到達します。それ以降は味覚がまったく狂ってしまい、フライドポテトを食べても塩をかけた

---

(2)　(Finsencentret) デンマーク王立病院（Rigshospitalet）の一部門で、主にガン、血液疾患、リューマチ、感染症の治療を提供するセンター。

鉄のような味に感じられましたし、ピザはニンニクの入った鉄のようでした。
　1時間経つと、身体を満たしている有害な毒物に対して全身が激しく抵抗し、不快な感覚に襲われました。そして、15分後には吐き気が強くなり、吐き気以外の症状がなくなってしまったかのような感覚でした。この不快な感覚に抵抗することができなかった私は、胃の内容物を吐いてしまいました。しかしそれは、その後に体験するひどい症状のはじまりにすぎなかったのです。
　その次には冷や汗が吹き出し、寒気で身体が震えだし、15分ごとに嘔吐を繰り返していました。水を飲んでも、錆びた鉄の管をなめているような感じでした。嘔吐していないときには、ベッドに座って辛うじてバランスを保っているような状態でした。傷口はまだふさがっておらず、足も自由に動かせないので、自力でトイレに行くこともできませんでした。
　数時間の間に口にすることができたのは、嘔吐と嘔吐の合間に入れる数滴の水だけでした。吐き気止めを投与されましたが、今度は顔が痙攣するようになってしまいました。そのため、痙攣を止めるための薬が投与されましたが、そのせいで幻覚を見るようになり、イタリアのベネチアにある私の城に病院のスタッフを招待するという幻覚も見ました。
　時間はゆっくりと過ぎていき、次第に化学療法の薬品が皮膚から匂ってくるようになりました。誰であれ、私に触れる人はゴムの手袋をしなければならず、薬品の入った袋を交換する人は宇宙服のような格好をしていました。機械で薬品が流し込まれたのですが、その機械は、嵐の中を進む木造船がきしむような音を立てていました。
　ひっそりと静まり返った病院で夜を過ごすというのは、心も身体も

凍りつくような感じでした。化学療法の薬品は木イチゴジュースのような色をしていたので、その後私は、木イチゴジュースを飲むことができなくなってしまいました。

　最初の治療のあとは、家に帰ってからもずっと苦しい状態が続きました。また、病院に向かうと私の体調はますますひどくなり、車を病院の駐車場に停めるころには1回目の嘔吐をしました。最初となる6回の治療の間に、身長183センチの私の体重は49キロにまでやせ細ってしまいました。もちろん、私を運ばなければならない人にとっては喜ばしいことだったと思います。この間に鍛えられた筋肉といえば、お腹あたりの筋肉だけでした。

　車椅子やベッドから離れられない生活に、私はうんざりしていました。周りにはたくさんの人が付き添ってくれていて、あらゆる手助けをしてくれましたが、何か奇妙な感覚があって、自分が何となく汚れているように感じていました。半年間入浴していないから身体が汚れているというのではなく、傷口がなかなかふさがらないことから、身体の中の何かが異常を来しているのではないかと思っていたのです。

　ガンを患っている若者たちが集まる「若者の部屋」と呼ばれる所があって、そこに来るように誘われたのですが、どうも気乗りがしませんでした。そこに集まる人々は、みんなそのうちに死んでしまう運命にあったからです。

　6回目の治療が終了し、やっと中間地点までやって来ました。診察があり、CTスキャンの結果を聞くことになったのですが、そこで聞かされたのは、以前と同じくらいの大きさの新しい腫瘍が骨盤の左側の同じ場所に見つかったということでした。

不安

　ネズミ色の病院の中にいる私は、自分の人生がもはや自分のものではないと感じていました。入院初日に病院を信頼して自らの人生を託してしまった私は、ただ日々を過ごしていくことしかできないと諦めていました。ここには、もう私の人生はありませんでした。太陽の光は、ネズミ色の病院の中には差し込んでこないと思っていました。

　しかしこれは、私の考え方に問題があったようです。実際、太陽の光はコペンハーゲンの街を照らしていたのですから。太陽が照らす所に行けるかどうかは、きっと私自身の考え方次第だったのでしょう。

　あれから何年も経った現在も不思議に思うのですが、あるとき、突

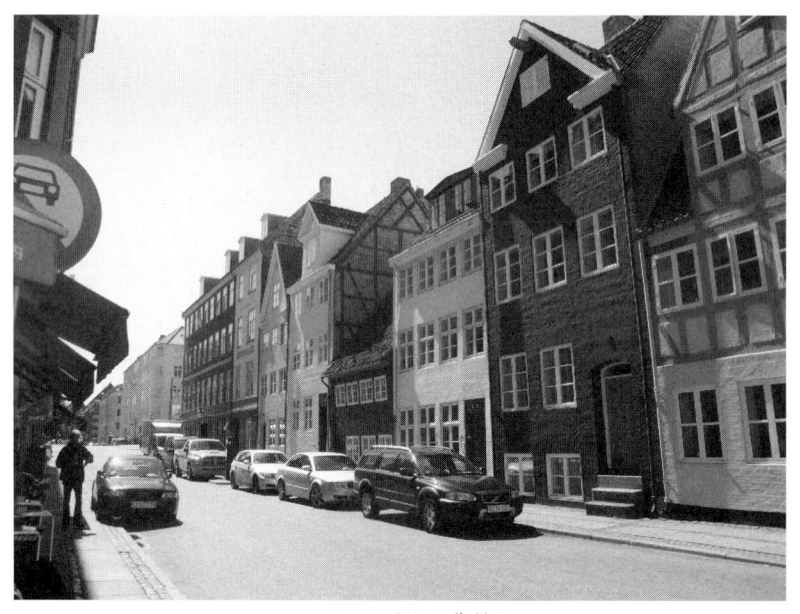

コペンハーゲンの街並み

然何かが変わったのです。自宅で自分のベッドに横になっていたときのことですが、「若者の部屋」で作業療法士の先生にもらったリラクゼーション音楽を急に聴きたくなりました。それまでは、どうしてもこのテープを聴く気になれなかったのですが、一度聴いてからは瞑想にも使うようになりました。

そうしているうちに、自分が抵抗していた物事に対しても前向きに取り組むことができるようになりました。母が毎日持ってきてくれる人参ジュースはどうしても美味しく感じられませんでしたが、何とか飲めるようになり、自然食品の錠剤や2リットルの水も飲めるようになりました。

それ以外にも、針の治療にも誘われて行くようになりました。地元の病院の理学療法士に予約をとってもらい、毎日、化学療法の合間をぬってトレーニングに行くようにもなりました。驚くことに、週に何時間か外の学校にも通いはじめました。次の化学療法までの間に少しずつ体重が増えるようになり、辛い化学療法のあとでもすぐに回復するようになりました。

回復

数か月のトレーニングで私は何とか足を床につけて立ち、健康なほうの脚で体を支えられるようになりました。その後ほどなくして、松葉杖をついて歩けるようにもなりました。先の見通しは決して明るくはなかったのですが、やる気がどんどん出てきたのです。

今でも、私は片方の足には感覚がありません。足をひきずってしか歩くことができませんし、その脚は、一部の筋肉しか機能していない

ので細くなっています。でも、調子がよいときには、私が足を引きずっていることに気付かない人がいるくらいです。

　さらに、8回の化学療法を受けました。半分が終わったころに傷口から二つの塊が出てきて、その後に傷口がふさがりました。私以外の人は誰もそう思っていなかったのですが、私自身はもう病気は治ったと思い、医長に面談を申し込みました。まだ治療が必要なのであれば、とりあえず予定されている治療は続け、もし必要でないのであれば様子を見ればよい、と考えたわけです。

　CTスキャンや血液検査の結果からは特に問題が見つからず、病院側と話をして、最後の化学療法が終わったら家に帰ることにしました。治療のとき、注入される点滴薬が入った袋がかけられると、家に早く帰ることができるように、ほんの少しだけ滴下速度を早くしました。治療が終わったのが夜中の3時で、眠そうな両親と一緒に荷物をまとめて家に帰りました。

　その後の生活は目まぐるしいものでした。この1年間何もできなかったので、取り戻さなければならないことがたくさんありました。

　最後の化学療法を終えた数日後、私をコンサートに誘ってくれた友人たちには驚きました。当時、スキンヘッドなど流行してなかったのですが、私のためにみんな頭を丸めてきたのです。松葉杖をついて、肩を抱きかかえてもらいながら、私はコンサートを最後まで楽しむことができました。みんな、すでにお酒を飲むようになっていて、代わる代わる私にお酒をついでくれたのですっかり酔ってしまいました。

　次の日は二日酔いで、一日中体調がすぐれず、軽い化学療法を受けたような気分でした。もうこんなことは二度としない、と誓ったのですが、その後も何回か同じことを繰り返しています。

　1年間のブランクを経て学校の10年生に戻るのは想像以上に大変な

ことで、その後もずっと勉強に追われる日々が続きました。長年の夢だったヘリコプターのパイロットはやめて、医師になりたいと思いはじめたのもこのころです。これまでに出会った素晴らしい医師のようになりたいと思いましたが、正直なところ、出会った医師のなかには反面教師となる人もたくさんいました。

以前からずっと学校が大好きだったのですが、特に授業の間の休み時間と体育が大好きでした。しかし、挽回しなければならないことがたくさんありましたので、その時間も利用して、両親や家族、友人たちの力を借りて10年生を無事に修了しました。担任の先生は、私と友達が高等教育進学予備課程[4]の学校に入学できるよう推薦状を書いてくれました。その後、必要な単位を追加で履修して、大学の医学部に入学することができました。

現在、医学部で勉強を続けており、私は医師になるための道を歩んでいます。病院では長時間にわたる研修もあり、充実した時間を過ごしています。とはいえ、経過観察のために病院に行くと、病院は突然まったく違った人工的な匂いが漂う場所となり、病棟は陰鬱に映り、待ち時間が信じられないほど長く感じられるのも事実です。

「病気になってから世界の見方が大きく変わって、ささやかなことに感謝するようになったのではないですか」とよく人から尋ねられます。しかし、「ささやかなこと」とはいったい何でしょうか。朝、自力でベッドから起き上がることでしょうか。夜、自力でトイレに行くこと

---

(3) デンマークの義務教育は小中学校0年生から9年生の10年間であるが、希望する生徒は卒業前に10年生に通うことができる。9年生の約半数（2010～2011年）が卒業せずに10年生に進学している（参考：Molsgaard, Mathilde Ledet, Elevtal for grundskolen 2010/2011, UniC Statistik & Analyse, 2012）。
(4) （Højere Forberedelseseksamen）2年間の教育で、修了すると高等教育進学資格を得ることができる。普通高等学校に付設されていることが多い。

でしょうか。夏の夜、露に濡れた芝生の上を裸足で歩き回ることでしょうか。これらは「ささやかなこと」ではなく、とても大きなことなのです。感謝の気持ちをつい忘れてしまいがちなので、私は意識して日常に感謝するようにしています。

　一時は閉鎖となっていた王立病院の「若者の部屋」を再開するという企画に、私はかかわることになりました。この再開は、若いガン患者のためになるだけでなく、私自身のためにもなりました。ガンにかかるとどんな気持ちで闘わなければならないのか、そしてどれほど生きる喜びを感じることになるかを、私自身も忘れてしまうことがあるからです。

　最後になりましたが、私は1歳の可愛い娘の父親になるという幸運に恵まれました。

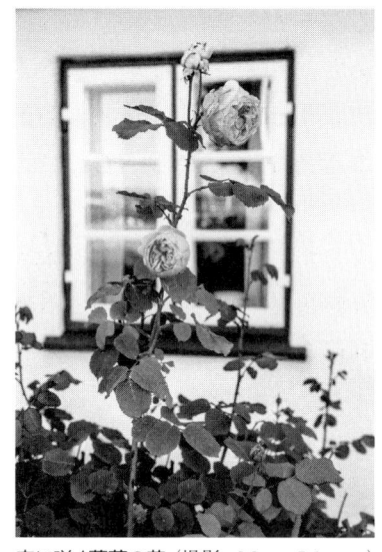

庭に咲く薔薇の花（撮影：Mette Johnsen）

3 失うよりも得たものが多い

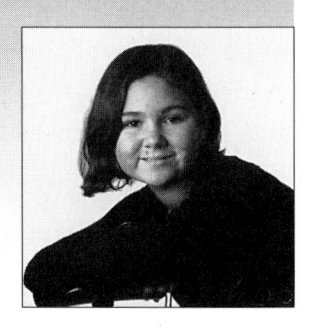

ヴィクトリア・アネベアウ・ヤコプスン（Viktoria Anneberg Jacobsen）
1990年生まれ。
小学生のとき、1994年に白血病を宣告される。

　1994年夏、ヴィクトリアは4歳のときに血液のガンである白血病を発症しました。染色体異常を伴うフィラデルフィア染色体陽性急性リンパ性の白血病でした。このタイプの白血病には骨髄移植が効果的な治療となるので、1年半の間、化学療法を受けながら骨髄のドナーを探し続けました。家族の者はみんな型が適合せず、移植ができませんでした。

　1996年にアメリカでドナーが見つかり、その年の2月、アメリカからデンマークの王立病院に1リットルの骨髄液が航空便で送られてきました。ヴィクトリアは1996年2月27日に骨髄液を注入され、王立病院で5週間にわたって隔離病棟に入院しました。そして、6歳半だったヴィクトリアは、移植から4か月後、無事に小学校の就学前学級に通える[1]ようになりました。

インガ・アネベアウ（ヴィクトリアの母）

---

(1) 就学前学級は「0年学級（0.klasse）」とも呼ばれている。小学校1年生になる前に1年間通う課程で、主に1年生になる前の準備的な学習を行っている。2009年からは義務教育化され、すべての子どもに0年学級から課程を修めることが義務づけられた。

病気から回復した現在、昔のことをよく振り返るのですが、私は失ったものより得たもののほうが多いと感じています。友達がたくさんできましたし、旅行にも行きました。そういえば、ピューロス$^{(2)}$やブバ$^{(3)}$など、なかなか会うことができない有名人にも会っています。彼らは、ガンを患った子どもたちを励ますために病院を回っていたのです。
　病気をうつしてはいけないと保育園に行くこともできなかったので、家族と長い時間を過ごすことができました。保育園に行くことができなかったのは、私がほかの子どもに病気をうつさないようにするだけではなく、ほかの子どもが私に病気をうつさないようにするためでもありました。化学療法のために、私の免疫力は大幅に低下していたのです。
　真夜中のことでしたが、熱を出したとき、布団にくるまったまま車に乗せられて病院に行ったことが何度かあります。でも、不思議なことにとても楽しかったのを覚えています。それ以来、夜のドライブが好きになりました。麻酔をされることもよくあったのですが、それも大好きでした。最初は、手の甲に針を入れられたので痛くて大嫌いでしたが、その後、胸に針を入れられるようになりました。
　子どもの麻酔薬を病院では「トラのお乳（tigermælken）」と呼んでいたのですが、その麻酔はとても心地よいものでした。徐々に麻酔が効いてくる間に、その子どものお母さんがお話を聞かせてくれるという決まりになっていました。私の母が聞かせてくれたのは、いつも私と同じ年頃の女の子と賢い犬のお話でした。
　もちろん、嫌なこともありました。薬のせいで、とても太ったことがありました。見かけはそれほどひどくありませんでしたが、なんだか自分ではないような感じでした。それに、うまく歩けなかったので、ずっと座ってテレビを見ていました。

ある日の夜、注射をするために起こされたことがありました。「魔法のクリーム（tryllecreme）」と呼んでいた「エムラ（Emla）」という名前のお気に入りのクリームがあったのですが、それは皮膚をマヒさせてくれるので注射の前にいつも塗ってもらっていました。それを母が塗るのを忘れたため、とても怖い思いをしました。でも、それ以外に注射の針を怖がったことはありません。手の甲に針を入れられるのだけは大嫌いですが……。

　不思議なことに、嫌だったことはあまり覚えていないのです。後で、母に話してもらって知ったのです。しかし、楽しかったことはほとんど全部覚えています。

　自分がどうしてこんな病気にかかってしまったのか、最初は理解できませんでした。その頃はまだ4、5歳で、ガンのせいで死ぬかもしれないということは分かっていませんでした。何か深刻な問題があるということは分かっていましたが、こんなにひどいとは知らなかったのです。知ったところでどうすることもできないのですから、分かっていなくてよかったと思っています。

化学療法マンのカスパ（Kemo Kasper）

　化学療法マンの「カスパ」について書かれた本を病院でもらいまし

---

(2) （Pyrus）デンマークで放映された子ども向けクリスマス番組「クリスマスカレンダー（julekalendar）」のなかに登場した妖精（nisse）の名前。1994年に番組で登場してから子どもに大人気となった。演じていたのはヤン・リネビェア（Jan Linnebjerg）という俳優である。

(3) （Bubber）ブバは芸名であり、本名はニルス・クレスチャン・マイア（Niels Christian Meyer）。デンマークの子ども向け番組の司会者として人気を博している。

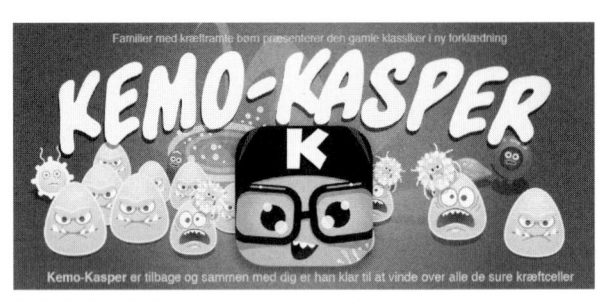

児童書『化学療法マン カスパー』をもとにして作られたゲームアプリが公開されており、無料でダウンロードできるようになっている。All rights reserved to: "foreningen Familier med kræftramte børn (fmkb.dk)", visit kemo-kasper.dk for free download

た。カスパは、自分の細胞が悪い細胞を追い出すのを助けてくれるのです。悪い細胞のせいでガンにかかると教えてもらったので、私はいつもカスパのことばかりを考えていました。そういえば、カスパのぬいぐるみももらいました。

　お話のなかで、カスパは時々メガネを落っことして、自分の細胞と悪い細胞の区別がつかなくなります。それで、間違った細胞を攻撃してしまうので髪が抜けたりするのです。私も髪が抜けたときには、この話のように論理的に理解しようとしていました。私は今でも、少しだけ「化学療法マンのカスパ」のことを信じています。

　髪が抜けることは、私にとっては大きな問題ではありませんでした。保育園で自分の髪をひっぱって髪の束を抜いてみせて、ほかの子どもたちを驚かせたこともありました。屋外では感染リスクが低下するので、森など外を散歩するときだけ保育園の子どもたちと一緒に遊ばせてもらっていました。

　ユトランド半島中部のオーフースの病院にはお気に入りのプレイルームがあってよく通ったのですが、熱が出たときなどは隔離されて、プレイルームに行くことが許されませんでした。そんなときは、面会

に来た家族や友人と遊んでいました。

　キアステン叔母さんが面白い遊びをしてくれました。私がミンク役で、ハンターから逃げるという遊びです。叔母さんがハンター役でしたが、捕まらないためにうまく逃げなければなりません。ベッドのシーツで穴をつくって、隠れ場所にしたりしていました。

　仲良くなった看護師さんともよく遊びました。ビアギトという名前の、バービー人形が大好きな看護師さんでした。彼女に娘さんが生まれたとき、何と私の名前をつけてくれたのです。ビアギトとは、今でも時々会っています。

　私より年上だったのですが、同じ白血病を患っているトリーネという女の子ともよく遊びました。あるとき、彼女が病院内の授業に行く[5]ことになったので見に行くと、教師のイングリズが私にも面白いだろうと思って、彼女らが使っている本をくれました。私はそのなかに書かれてある問題を解いて、自慢げに見せたことがあります。そういえば、イングリズのご主人は病院の子どもたちのために時々ギターを演奏してくれていました。それがきっかけで、イングリズ夫妻とはずっと親しくしています。

　名前は覚えていませんが、別の教師の所に遊びに行って、彼が飼っていたポニーに乗ったり、子猫と遊んだりしたこともありました。後で子猫を一匹もらって、「ナラ」と名付けています。

---

(4)　(Aarhus) コペンハーゲンに次ぐデンマーク第2の都市。
(5)　デンマークでは、小中学校の生徒が長期入院すると、その間に基礎自治体が必要な教育を行わなければならないことが、「公立小中学校と私立小中学校の生徒を対象とした病気欠席時授業に関する通達（Bekendtgørelse om sygeundervisning af elever i folkeskolen og frie grundskoler）」で定められている。保護者と緊密な連携をとりながら、授業が個人単位またはクラス単位で行われる。日本では、学校教育法第75条第3項の規定に基づいて、病院内に病弱・身体虚弱の特別支援学級である「院内学級」が設置されている所が増えつつある。

ラッキー・ルーク

5歳のとき、医師が私のドナーを探してきてくれました。アメリカ人とは聞いていたのですが、名前が分からなかったので「ラッキー・ルーク」と呼ぶことにしました。もちろん、ラッキー・ルークの漫画が大好きだったからです。

看護師がアメリカまで骨髄液を取りに行ってくれました。骨髄液と一緒に、ドナーからのプレゼントであるクマのぬいぐるみも届きました。手紙が添えられていたのですが、そこには「私の名前はラッキーよ。ずっとあなたのそばにいたいの」と、まるでぬいぐるみが話しているように書かれていました。私の新しい細胞を守ってくれるぬいぐるみなんだそうです。とても嬉しくて、ずっと大事にしています。骨髄をもらった日をぬいぐるみの誕生日にして、毎年、お祝いもしています。

骨髄移植のときには、王立病院に何日もの間隔離されました。本当に長い日々でした。友達と会えなくてすごく寂しかったのですが、みんな何度もお見舞いに来てくれました。感染予防のために、部屋に入るときはみんなマスクをして帽子をかぶり、手袋をして白衣を着ていました。

母と、母の友人であるソールヴァイが交代で部屋に泊まってくれました。何日もの間、熱と嘔吐が続きましたが、私自身はまったく覚えていません。

覚えているのは、母が部屋にやって来て、「帽子をとってもいいわよ。もう、お母さんの髪を触ってもいいのよ」と言ったことです。私は、いつも寝るときに母の髪を触っていたのですが、隔離されている

間はそれができず、とても辛い思いをしていました。

　隔離されている間、骨髄移植に関するテレビ番組を制作するために撮影チームが取材に来ていました。骨髄を移植されているときに撮影されたこともありましたし、隔離されている気持ちを聞かれて答えたこともあります。そうして、隔離状態がようやく終わり、部屋を出ることが許されました。

　それから何か月も経って、ドナーであるエド・マクレランドと妻のジョニに会うためにアメリカに行きました。エドに会って話を聞くと、近所に住んでいたイアンという男の子が白血病にかかり、イアンの家族が骨髄ドナーを探したけれども見つかる前に亡くなったということでした。

　そこでエドは、骨髄のドナーとして登録することにしたということです。そのエドの骨髄のおかげで私が元気になったので、イアンの家族はイアンのために闘った甲斐があったと喜んでくれました。

　テレビ局の撮影チームが私たちについて来て取材をし、番組を制作しています。健康になってからの私の姿や、ドナーのエドとその家族がデンマークに来たときのこと、そして私たちが彼らを訪ねたときのことが放映されました。

　その後も、エドやイアンの家族とは親しくしています。特に、イアンの祖父母がいつもたくさんのプレゼントを贈ってくれたりして、私を可愛がってくれています。私は、イアンの祖父母を「アメリカのおじいちゃん、おばあちゃん」と呼んでいます。

---

(6) (Lucky Luke) ベルギーの漫画家モリス (Morris) 作の漫画・アニメーション。アメリカを舞台とする西部劇が題材となっており、主人公の名前が「ラッキー・ルーク」。ラッキー・ルークが登場する漫画が最初に出版されたのは1946年で、その後、長年にわたってヨーロッパで人気を博している。

後遺症

　健康にはなりましたが、今まで受けた治療、特に放射線治療による後遺症が残っています。両目が白内障になって手術を受けていますし、今でもメガネが必要です。成長ホルモンも服用しなければなりませんし、それ以外の薬も飲んでいます。病気や治療の後遺症がこんなにもあることを腹立たしく思うことがありますし、どうして私が病気にならなければならなかったのだろうと思うこともよくあります。

　病気によって普通の人とは違った身体になってしまった私ですが、これ以上、他人と違う状態にはなりたくありません。友達と自分が違いすぎるのではないか、と不安になることもしょっちゅうです。でも、病気や治療による後遺症はこれからも続くことなので、それを受け入れなければならないことも知っています。

4 愛煙家

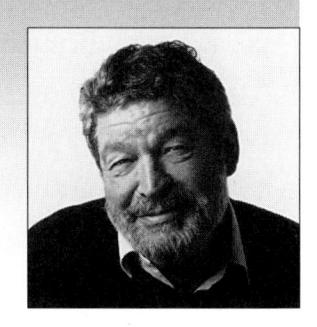

イェンス・ヴィンダ（Jens Winther）
1945年生まれ。ジャーナリスト、2001年に肺ガンを宣告される。

　生涯忘れることのできない、人生における一大事が起こりました。そのとき、私の頭の中には次々と疑問が吹き出してきました。例を挙げると、次のようなものです。

- もしかしたら、別の生き方をしたほうがよかったのだろうか？
- 別のやり方で物事に取り組むべきだったのだろうか？
- 本当は、別の仕事をするべきだったのだろうか？
- 家族や友人に対して、別の向き合い方をすべきではなかったのだろうか？
- 他人にはっきりと言うべきだったのに、面倒で言わなかったことがなかっただろうか？
- 決定的な場面で逃げ腰になっていたのではないだろうか？

　こうして本書の原稿を書いているのは、もちろん、この人生の一大事が死に至ることがなかったからです。人生の一大事と「死」は紙一重です。これについては、あとでお話しましょう。

すべては2000年11月にはじまりました。でも、それが正確かどうかは分かりません。本当はもっと前からはじまっていたと思うのですが、私には分からないのです。
　2000年11月は、目まぐるしいほどに様々なことが私の身に降りかかってきました。体調のすぐれない日々が続いていた私は、かかりつけ医から健康診断をすすめられました[1]。血液検査、心電図、肺のレントゲン撮影など、様々な検査を受けるように言われたのですが、自分では何も悪いところはないはずだ、ただ調子が悪いだけだ、と考えていたので気が進まず、重い足取りで病院に向かいました。
　クリニックでレントゲン撮影をすると、医師が言いました。
「片方の肺が肺炎を起こしていますが、自覚症状はありますか？」
　まったく自覚症状はありませんでした。しばらくペニシリンを服用すると右肺は正常な状態に戻り、影は消えたのですが小さな点が見えました。合計４回もレントゲン撮影をした医師が言いました。
「これは、気にするほどのものではないと思います」
　その日の午後遅くに、今度はかかりつけ医の４回目の診察を受けるために足を運びました。そのときのことを、私ははっきりと覚えています。
　その医師とは26年もの付き合いがあるので、お互いのことをよく知っていました。検査や診察に時間をとられて嫌気がさしていた私は、喫煙のしすぎで咳が止まらないだけなのに、長々と説明を聞かなければならないことにうんざりしていました。
「最後の診察」と思っていた私に、かかりつけ医は「今日撮った４回目のレントゲン写真を見てみましょう」と言いました。その前に、レントゲンを撮った医師が「肺炎の影響で少し肺が傷ついているだけだ」と言っていたので、私は軽く考えていました。

問題を直視しない

　かかりつけ医と一緒にレントゲン写真を見ました。2か月前には中央に影があった右の肺はほぼきれいになっていましたが、小さな硬貨ほどの大きさのしみのようなものが見えました。写真をよく見て、かかりつけ医と話をしました。

　1回目から3回目までのレントゲン写真と見比べて、「肺の様子は確かによくなっているが、このしみが気になるので、精密検査をしたほうがよい」と、かかりつけ医は言いました。そして、「これはアレの初期段階かもしれない」とも言いました。42年間もヘビースモーカーである私の前で、かかりつけ医はあえて「アレ」と言ったのです。

　私たちは長い時間話をしました。そのなかで私は、「自分がガンを恐れているからといって過剰に反応しているのではないですか」と言ってしまいました。かかりつけ医は、「そう言うのなら」と意を決した様子で、強い口調で次のように言いました。

　「イェンス、2年後に、『あのときにどうして言ってくれなかったんだ』と君に言われるのが耐えられないんだ」

　結局、病院に行って右肺の検査をすることを約束しました。それで

---

(1) デンマークの医療制度において国民は、「グループ1」か「グループ2」を選択することになっている。「グループ1」を選択した場合は、居住地域の一般開業医をかかりつけ医として1人選ぶ。専門医や病院の診療を受ける際には、かかりつけ医からの紹介が必要である。診察・検査・手術などの費用はすべて公的に賄われる。「グループ2」を選択した場合は、かかりつけ医を決める必要がなく、一般開業医や専門医を自由に選択して診療を受けることができるが、費用は一部自己負担がある。デンマーク国民のほとんどが「グループ1」を選択している。

も私は、肺炎のあとなので肺が少し傷ついているだけだ、大したことはない、と考えていました。

「2年後に言われたくない」と言ったこのかかりつけ医でも、そのときには分からなかったことがあるのです。それは、もし早く手を打っていなかったら、2年も経たないうちに私は死んでいただろうということです。

コペンハーゲン郊外のゲントフテ（Gentofte）にあるコペンハーゲン県立病院で肺の検査を受けました。検査の途中で心配になるようなことをいろいろ言われましたが、私はすべて聞き流しました。私はきっと、呼吸器科の医長が言っていた「問題を直視しない患者」なのでしょう。

患者が問題を直視しないことはそれほど大きな問題ではない、と私は考えていますが、もしその患者のかかりつけ医も同じタイプの人であれば患者の命が危険にさらされることになります。私のかかりつけ医は、問題をしっかりと見据えて、徹底的かつ着実に物事を進める人だったので私は生きながらえました。

病院での検査の途中、何度か逃げ出そうとしたことがあります。私のような子どもっぽい人間には耐えられないことばかりでした。管をたくさん身につけて全速力で逃げ出そうとしたこともあるのですが、幸い（？）片方の手に点滴用の管がついていたので、3人の屈強な看護師によって私は押さえつけられ、そこから麻酔薬を入れられました。言うまでもなく、私の脱走計画は失敗に終わっています。

検査は火曜日の午後に終わり、喜び勇んで病院を後にしました。その週の金曜日の朝8時半に外来診察に来るように、と言われました。きっとその診察で、「タバコの本数を減らしなさい」という私にとっては辛い指示が出されるのだろうと想像していました。

ところが、木曜日の午後、病院でお世話になった看護師から職場に電話がかかってきました。そして、「話したいことがあるが、予定していた金曜日に医師は急用ができたので、今すぐ病院に来てほしい」と言われました。急いで病院に行くと、看護師と医師が深刻そうな顔をしていましたが、その訳をゆっくりと考える暇もありませんでした。

悪性腫瘍

　医師はすぐに切り出しました。「検査の結果、右肺の中心部に悪性腫瘍があることが認められた」と、医師は告げたのです。その日に開かれた病院のカンファレンスのなかで、放射線治療で肺ガンを治療する実験プロジェクトに参加すればよいのではないかという話も出たようですが、結局、手術をすることが最善の策であるということに決まりました。
　この3か月間で、選択の余地がない状況に陥ったのはこれが2回目でした。これまでの人生において、私は何でも自分の意見を表明して自分で物事を決めてきましたが、今回ばかりは自分の意見を言う余地がありませんでした。他人に自分の人生の極めて重要なことを質問しなければならないという、私にとっては未知の状況にとまどいました。

イェンス　助かるでしょうか？
医　　師　ええ、助かると思います。

---

(2)　(Københavns Amtssygehus) 2007年の地方自治体改革で県 (amt) が廃止され、広域自治体 (region) が新しく設置されたのに伴い、コペンハーゲン県立病院は首都圏広域自治体が運営するゲントフテ病院 (Gentofte Hospital) となった。

イェンス　エレベーターのないマンションの４階に住んでいるのですが、今後も住み続けられるでしょうか？
医　　師　はい、大丈夫だと思います。
イェンス　スキーに行くことができるでしょうか？
医　　師　いいえ、それは難しいでしょう。
イェンス　船に乗ることはできるでしょうか？
医　　師　自分で漕ぐのでなければ大丈夫です。
　（私は、自分で漕ぎたかったのですが……）

　家族には、いつも「自分でできる人」とニックネームをつけられていました。その言葉の裏には、何でも自分の思いどおりにしたがるうるさい人、という意味が込められていました。その日の午後、私の心をよぎったのは——もしかしたら、これまでと違って他人に依存して生きなければならない人生の段階に差し掛かっているのかもしれない——ということでした。

　手術が行われたのは、この衝撃的な木曜日から10日ほどたったころです。肺の中心部に腫瘍があったので難しい手術になるかもしれないと言われていましたが、この点に関しては心配していませんでした。

　入院した金曜日から手術を受けた月曜日の午前中まで、私の小さな家族を揺るがせた死への恐怖について今でも家族と話すことがあります。また、執刀医が手術前にどれだけ率直に話すべきかについても、家族で意見を交わすことがあります。

　私にとっては、デンマークの医療システムにこれほどお世話になったのはもちろん初めてのことです。ジャーナリストとして私は、政治家や公共施設に対してこれまで批判的な態度をとってきましたが、実際に経験して言えるのは、デンマークの医療制度は非常に有能なスタ

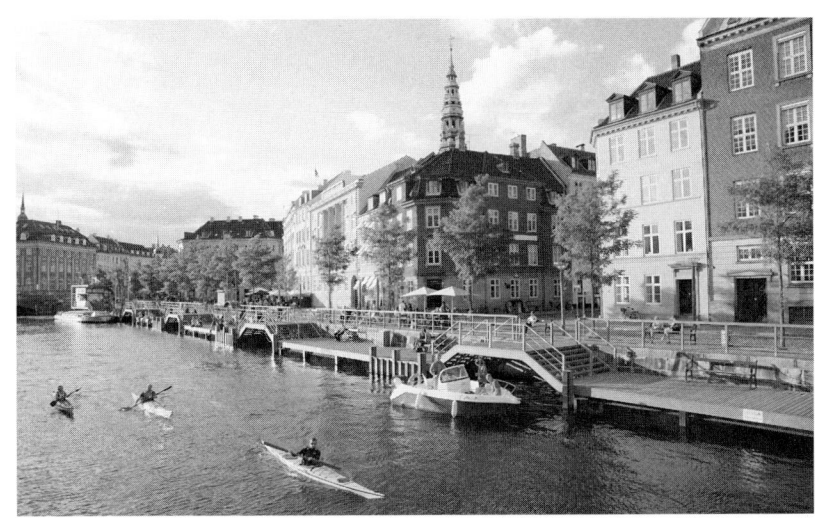

コペンハーゲンでカヤックを楽しむ人たち（撮影：Kim Wyon）

ッフに支えられており、寿命を延ばすために素晴らしい対応をしているということです（ただし、私が検査を受けた民間のレントゲンクリニックを除いて）。

　長年もの間、愛煙家としてフランスのタバコである「ゴロワーズ」[3]や良質の葉巻、そしてパイプなどを吸ってきた私ですが、現在その代わりに、カヤック、ジョギング、スキー、セーリング、そしてサイクリングを楽しんでいます。どのスポーツも、以前ほどハードにならないよう、ほどほどに楽しんでいます。

　正直に言うと、今でも葉巻が恋しくなるので、そのようなものを直視することができません。でも、「喫煙はもうやめる」と自分で決めたのです。

---

[3]　（Gauloises）1910年にフランスで誕生したタバコの銘柄。アルタディス社が製造している。

片方の肺は幸い健康な状態ですので、今後もこのまま保ちたいと思っています。そして、70歳になったら、キューバ産の葉巻である「ロメオ y ジュリエッタ[(4)]」を誕生日プレゼントに欲しいと思っています。

---

(4)（Romeo y Julieta）キューバ共和国とドミニカ共和国で製造されている葉巻の銘柄。

5 ガンで亡くなった家族はいない

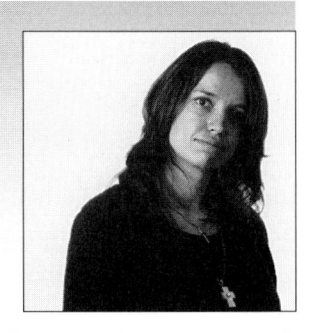

カーン・ボレデ・エアハート・ベアウ（Karen-Bolette Erhard Berg）
1968年生まれ。牧師、1996年に乳ガンを宣告される。

　テーブルの横に、健康そうな若い女性が座っています。腕を組んで、やや前かがみになってテーブルにもたれかかっていました。指で、乳房の端にある小さなしこりをそっとなでる姿は、喜びにあふれたものでした。
「きっと、妊娠したんだわ」と、彼女は考えました。乳腺の膨張がはじまっているに違いないと考えながらも、ほかにそれらしい兆しが見られないのでまだ他人には話していない、と言います。
　しばらくして、彼女は夫に話したようです。しこりのことだけを話し、妊娠の可能性についてはまだ確信がもてなかったので、あえて言わなかったようです。とはいえ、夫からそのことを口にしてくれないかと期待はしていたのです。
　しかし、夫の頭をよぎったのは腫瘍の可能性でした。医師である夫は、腫瘍といっても良性の腫瘍だろうと考える傾向がありましたが、もちろん悪性の可能性も十分にあります。そこで夫は、妻を別の医師の所に連れていきました。自分では診断をしたくなかったのです。

結果は悪性腫瘍でした。それほど大きな腫瘍ではありませんでしたが、状態は決してよくありませんでした。手術が必要となり、彼女は６人部屋の病室に入院しました。
　ああ、なんて素晴らしい６人部屋……。他人と一緒に過ごすことをいとわない強い女性、乳ガンを患っている女性、腫瘍を取り除いたあと傷口を縫合し、見た目も損なわれてしまった女性、賢明そうな60代の患者が苦しみのなかでも自分を見失わないように必死に頑張っている姿を、彼女は目にしました。
　ベッドから起きてテーブルの所に行って食べるように言われた80歳の女性が、「１人で食べたくない！」と大きな声で叫んでいました。それを聞いた私たちは、みんなでテーブルの所に行って一緒に楽しく食事をしました。

　あれ、話が大きく変わってしまいました。「一人の女性」の話が「私たち」と、複数の女性の話になってしまいました。
　実は、今述べたことは私の身に起こった話なのです。でも、この話が起こっているときには現実のものとは感じられませんでした。ガラス球の中に入っているかのような感じで、自分が世界に存在している一部であるようには感じられませんでした。
　病院で看護やケアを受けたことに対する感謝の気持ちも、抱くことができませんでした。メスで切開され、腫瘍を除去され、その後に待っていたのは、ポータブルトイレと傷跡、そして屈辱でした。どうして、「ありがとう」なんて言えましょうか。
　当時は理解できませんでしたが、私は他人から世話をされることが苦手な「悪い患者」だったと後でセラピストに言われました。だから、私が病院のスタッフに「こうするべきだったのに」などと不満を言っ

たところで相手にする必要はありませんでした。

　病院のスタッフはみんなよくやってくれましたが、私はあえてかかわりたくありませんでした。「どんな権利があって、あなたたちは私の人生に口出しをするのか説明して！」というのが、私の基本的な姿勢でした。本来なら、「私の命を救っていただきありがとうございました」と言うべきだったのでしょうが、とてもそんなことは言えませんでした。

　病院はまた、私がいることができる唯一の場所であり、私が病気を患っていることや命が脅かされていることを確信させてくれる唯一の場所でもありました。そして、それが真実であることを教えてくれる所でした。「きっと大丈夫だ」と言ってくれる人がたくさんいましたが、そんな慰めを素直に受け入れられるような状態には達していませんでした。

　病院はまた、自らの新しいアイデンティティを感じた唯一の場所でもありました。耐えられないほど長い時間を待合室で待たされているときには、頭の中で自分のことを「ガン女」と呼んだりしてみました。自分の入っているガラスの球に穴を開けて、感情の部分に足を踏み入れようとしていたのです。病院では、うんざりするほどたっぷりの時間がありました。

放射線の照射位置

　放射線の治療機器が置いてある部屋で、ある女性が上半身を裸にされ、印が付けられた所に固定された状態で横になっていました。刑の執行人の手は柔らかく、優しい声の調子で、「放射線をピンポイント

で照射している間、イヤホンで音楽を聴きますか」と尋ねていました。「恐ろしい音楽など聴きたくない」と、彼女は断りました。

　なんて馬鹿馬鹿しい。モーツァルトやスティング(1)が拷問部屋の現実を和らげることができるとでも言うのでしょうか。

　彼らが部屋から出ていきました。1メートルもの厚さがある鉛と強化ガラスでできた壁の向こう側に行きました。カメラを通して彼女の様子を追い、スピーカーを通じて話し掛けてきます。彼らは、危険な放射線を浴びたくないのです。

　彼らがボタンを押しました。音が鳴り、放射線の照射がはじまりました。分厚い壁に守られている彼らとは対照的に、この女性は、裸で紫色のフェルトペンできれいに四角く囲まれた部分に放射線を当てられています。刑の執行人は精密な作業を続けていきます。

　こんな状況に置かれた私が、なぜ感謝の気持ちをもたなければならないのでしょうか。

　数週間すると、疲労感を感じるようになりました。朝、なんとか起床し、バス停までゆっくり歩いていきます。病院に着いて、放射線治療室に行きます。治療を受けて家に帰り、眠りに就きます。改めて起床してから少し食事をとり、また寝ます。

　2人部屋の化学療法室は明るく、看護師も親切でした。白血球の状態を聞かされ、医師の診察を受けました。副作用を和らげる薬を、「忘れずに飲んでくださいね。忘れたら……」と言われながらもらいます。

　抗ガン剤の小さな滴が私の腕からゆっくりと血管に流れ込んでいく時間、そのとき怒りを露わにすればよかった、と今になって思います。きっと、世界中のすべてのものに対して憤りをぶつけていたことでしょう。病院のスタッフにも、夫にも、神にも……。

「いったいどうして、ここに横たわって毒薬を身体に入れなければならないの！　答えて！　これは私にとって最善のことなのか教えて！　私は、自分で答えが出せるほど理性をもった人間ではないわ。私は理性的になれないのよ！　ガン細胞が背後から襲ってきて、私を消し去ろうとしているのよ！」

　心の中ではこのように叫びながらも、現実は、病院のベッドに青白い顔をして静かに横たわるしかできない私でした。助けていただいて感謝しています。でも、これは本心ではありません。

　時には、怒りが私を食いつくすように心の中に深く入ってきました。こんな意味のない、喜びも感じられない人生を生きるくらいなら、死んだほうがましだと考えたこともありました。

同じ立場の人に助けられる

　あるとき、デンマーク対ガン協会［ivページ参照］の相談センターに行くことになりました。そこで、私を助けてくれるものに出会えたのです。それは、同じようにガンを患った人からの最高の助言でした。私はもう、専門家を心から信じることができませんでした。
「彼らに何が分かるというの。あちこちX線検査ばかりをして。洗脳されて、思考能力まで奪われてしまうわ！」

　セルフヘルプグループの人たちは、本当に私を助けてくれました。

---

(1) (Sting) イングランド出身のミュージシャン。1977年に「ポリス（The Police）」というグループを結成し、翌年にデビュー。1985年から「スティング」としてソロ活動を本格的に開始した。ポリス時代を含めて、グラミー賞など数々の賞を受賞している。

怒りを表す機会はありませんでしたが、私をそのまま受け入れてくれました。今、出会えた人たちとは遠く離れていますが、いつでも心は近くにあると信じています。
　みなさんに、感謝の気持ちと心からの愛を送りたいと思います。なかには、すでに亡くなってしまった人もいます。何と言っても、私たちに死はつきものですから。
　新しく意識するようになったことが私たちにはあります。今を生きていること、死なずに生きていること、毎日を普通に過ごせることの喜び、人生で大切なものをもち続けようと意識すること、あらゆるものが大切なものになりうるということ、です。
　私には、忘れられない女性がいます。出会った当時、ガンであるという事実を受け入れることができずに不安でいっぱいだった彼女ですが、次第に穏やかで素直な表情になり、美しく澄み切った心で死を迎えました。
　そう言えば、仲間に打ち明けられなかったことが一つだけありました。それは私の信仰です。神学部の学生であった私は、キリスト教とその解釈について勉強をしていました。キリスト教以外の宗教や信仰について広く勉強していた訳ではありません。
　ガン患者が周囲から聞かされる人生観には様々な宗教に関係したものがありますが、私には惹かれるものがありませんでした。私が求めているのは、新しい神ではなく新しい解釈でした。しかし、神学部の友人でガンを経験した人はおらず、友人はみんな私とは違う人生の段階にいると感じていました。
　友人や牧師に、自分の考えていることを話したことはありません。ちょっとした「真実」やよいアドバイスを語って、私の心をちくりと刺す人たちに弱みをさらしたくなかったからです。こんなふうに考え

たことを申し訳なく思っています。

ですから、私は自分一人で悶々と思いをめぐらさなければなりませんでした。今でも思いをめぐらせていますが、もう一人ではありません。牧師の仕事を得て、同僚や出会った人、友人と話をすることができるようになりました。もちろん、自分に自信もつきました。

セルフヘルプグループに入って初めて、同じ状況下に置かれた人間の間に芽生える深い共感を経験することができました。また、他人との出会いは自分自身との出会いでもありました。自分自身との出会いから、神に対する新しい理解が生まれるのです。

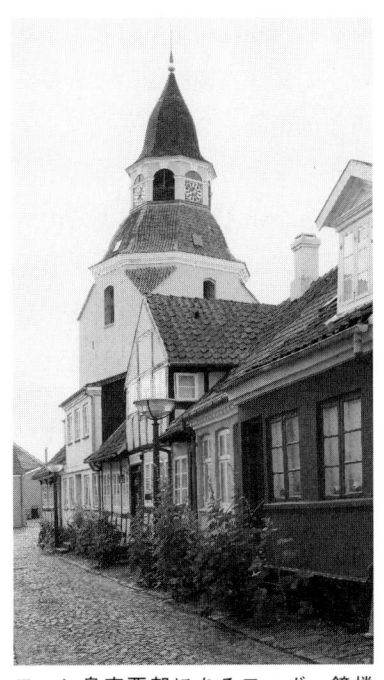

フュン島南西部にあるフォボー鐘楼
(Faaborg Klokketårn)(撮影：Kim Wyon)

私の信仰心

私の信仰には、いつも不確定な要素がありました。神を信じられないとか、自分が勉強したところで救いを得ることはできないとか考えていました。私の信仰は自らの砦のようなものでしたが、そのなかに何があるかについては説明できませんでした。神は私の祈りを聞いて何が必要かを察してくれるんだ、と周りの人には言っていました。

私と同じ経験をし、考えや気持ちを理解してくれる人を信頼するということは、神は誰よりも私たちのことを理解してくれるという考え方とは相容れないものです。神は私と遠く離れた高い空にいるのに、どうして私のことを理解してくれるのでしょうか。経験した人にしか分からないことだってあるのです。

　クリスマスイブやイースターといった行事が、まったく新しい身近な意味をもつようになりました。神は、かつて人間だったのです。ある夜、一人の女性から生まれた人間だったので、不安や苦しみ、そして怒りを自ら経験していたのです。神は無実のまま裁かれ、刑に処されました。

　「神はなぜ人間だったのか」という質問に対しては、「人間は自分と同じ経験をしていない人を信じたくないから」と答えたいと思います。人間は、その人が同じ経験をしたから理解してくれている、と感じることができるものなのです。

　人間は、自分と他人の経験を重ね合わせてとらえようとするものです。他人の経験から自分も学ぼうとするものです。私は、イエス・キリストの話と自分を重ね合わせて考えました。

　イエスは、死を目前にすると不安でどうしようもなくなって救いを求めました。十字架に向かってイエスは、「わが神、わが神、どうして私をお見捨てになったのですか」と叫んだのです。苦しみのなか、これから自分がどのような運命になるのかを悟ったイエス・キリストは、不安にじかに向き合い、それを認め、天の父にそれをぶつけたのです。

　「わが父、どこにいらっしゃるのですか。私は見捨てられ苦しんでいます！」

　この話は、自分の怒りや不安をぶつける場所があるということを教

えてくれました。私は天の全能の神に対して怒りをぶつけ、自ら困難を経験したイエス・キリストのところで慰めを得ることができるのです。それが腑に落ちて、私は信仰心を失わずにすみました。もっとも、信仰の形は変わりましたが。

　手術をしてから6年の年月が流れました。手術をした次の年に子どもを授かり、男の子が生まれました。奇跡の子どもです。医師に、子どもの写真とともに次のような手紙を送りました。
「ごく普通に母乳で子どもを育てる母親の、ごく普通の生活の様子です。授乳しているのは、あの乳房です！」

不安感

　病院の診察に行くとき、今でも不安感や怒りを感じることがあります。1か月半〜2か月前ぐらいからパニック状態を起こすようになり、そのたびに放射線や化学療法の記憶がよみがえってきます。私は不安感をコントロールすることができないのですが、不安になるに任せて、それについて話すことはできます。
　一人で家にいるときは、大声を出して発散すると抑制効果があります。何時間か、あるいは何日かしたら発作が収まるということが分かるようになりましたが、次の発作までの間隔が短いときは大変でした。今は、発作が起きるかもしれないという不安感を克服しつつあります。発作はつきもので、それが私の運命でもありますが、そのうち収まるものです。
　私を治療してくれた大好きな医師に、こんなことを言ったことがあ

ります。

「先生は、私に苦しみを与えた人でもあり、私の命を救ってくれた人でもあります」

こんな言い方をされて医師も驚いたと思いますが、怒ったりはしませんでした。

母は、「うちの家系にガンで死んだ人はいないのよ」と言っています。家族で乳ガンを患ったのは4世代で6人にも上りますが、それが原因で亡くなった人はいません。

私も乳ガンに負けるつもりはありません。高い代償を払って得た教訓を、今後の人生に活かしていくつもりです。

ただの咳だと思っていた

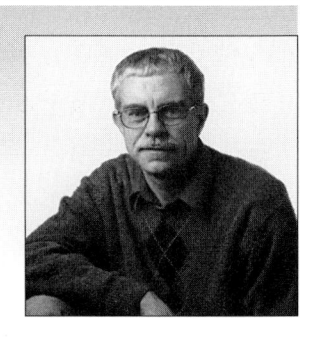

ハンス・ブルーン・イェスパスン（Hans Bruun Jespersen）
1950年生まれ。エンジニア、
1982年にホジキンリンパ腫（悪性リンパ腫の一つ）を宣告される。

　1982年の冬、私は家族とともにユトランド半島東部のモルス地方（Mols）の貸し別荘で過ごしました。妻と1歳半の娘と一緒に散歩をしたり、ドライブをしたりして美しいモルスの景色を堪能しました。時々、娘がぐずりましたが、すぐにご機嫌になりましたし、それは楽しい休暇でした。ただ、天気が悪く、寒くて霧が濃い日が続いたため、予定より少し早く切り上げて自宅に戻ることにしました。
　実は、その頃から身体の調子がいつもと少し違うように感じていま

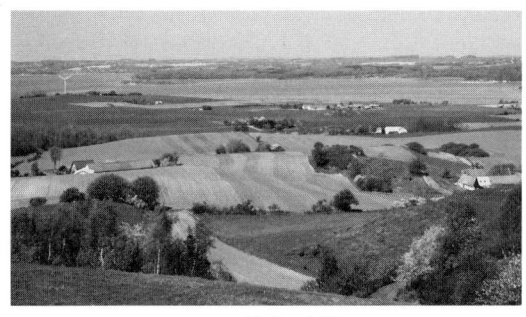

モルス地方の風景

した。寒い季節でしたし、仕事を変わったばかりで仕方がないと思っていたのですが、そのうち咳があまりにもひどくなってきたので、クリニックに行って咳止めの薬を処方してもらいました。

　そうこうするうちに待ち望んだ春がやって来て、ユトランド半島中部のエンゲスヴァング（Engesvang）から北東に約70キロ離れたラナス（Randers）まで、長い時間をかけて車で通勤することも苦にならなくなりました。

　仕事から帰ると穏やかな時間を過ごし、週末は家族でゆっくりと楽しく過ごしました。元気いっぱいの娘は、毎日そこら中走り回って遊んでいました。どうしようもないほど咳が止まらないことを除けば、すべてが順調でした。

　喫煙に関しては、ほんの少しパイプを吸う程度でしたし、それまで病気をしたこともなく、春の乾いた空気で咳が出るのは仕方のないことだと思っていました。

　妻のハネに言われてしぶしぶ再受診したところ、医師から後日、「病院でレントゲンをとるように」と指示されました。11時からレントゲンを撮るだけなのに丸一日仕事を休まなければならず、なんと馬鹿馬鹿しいことかと私は苦々しく思っていました。

「肺炎にかかっているようなので、このまま経過観察のために入院してください」と告げられたのですが、何かの間違いかと思いました。それまで病気とは無縁であった私が、病気だから入院しろと言われたのです。ハネも少し驚いた様子でしたが、冷静に受け止めていました。肺炎といっても熱がないので、半信半疑の状態でした。

　３日間にわたって検査を受けたあと、ユトランド半島中部にあるスィルケボー病院（Silkeborg Sygehus）の医師が私に告げました。

「あなたの肺はガンに侵されています。オーフース（Århus）の放射

線治療センターに移ってください」

　病院のスタッフはみんなとても親切で、あらゆる方法で私たちを支え、慰めようとしてくれました。ハネは事の重大性を即座に理解していましたが、私自身はまだ信じられない気持ちでした。ただ、専門家をとことん信じている私は、放射線治療センターの専門家に任せることになったので安心していました。私の病気は、ただの肺炎ではないのですから。

　放射線治療センターに移ると、すぐに検査がはじまり、親切なスタッフが効率的に手続きを進めてくれました。腫れていたリンパ節を調べた数日後、カーアン・トアリング医長からホジキンリンパ腫である(1)という診断を受けました。

　この病気は、まずリンパ腺が侵され、全身に広がっていきます。私の場合、右肺組織にかなり浸潤していることから推察されるように、病気がかなり進行していました。幸いなことに、ホジキンリンパ腫の四つのタイプのうち最も治療しやすいタイプであり、治療実績もかなりあるということでした。また、ここ数年で治療法がかなり発達したとも聞きました。

　最もよかったことは、穏やかで優しく、かつ権威のあるカーアン・トアリング医師から診断を告げられたことです。彼女のような医師から言われると、それが「判決」のようには感じられず、「（条件付きの）無罪放免」のように聞こえて、ほっとした気分になりました。

　「公的医療の範疇外の民間療法を選ぶこともできる」と言われましたが、私たちは迷わず公的医療として提供される化学療法を選びました。

---

(1) ホジキンという人が最初に報告したためこう呼ばれている。非ホジキンリンパ腫もあるが、どちらも似た経過をたどる。

患者にとっては辛い治療法ですが、生存率が高いと聞きました。一連の検査を終え、しばらくして治療がはじまりました。

辛かったのは、家族や友人に病気のことを話すときでした。先の見通しは不確かですが、その一方で絶対治ると思い込んでいる私がいました。

そんなある日、昔からの友人の一人である女性に病気のことを話すことになりました。大きなショックを受けた様子の彼女は、「昔の同級生が同じ病気で亡くなった」と私に言いました。その人が本当に同じ病気で同じ状況にあったのか、また彼女が言っていることが確かなのかは分かりません。

私の職場である電車の車両工場である「スカンディア・ラナス(Scandia Randers)」でも病気のことを話しました。思いやりのある素晴らしい同僚たちは、「治療に専念したらいい」と言ってくれました。そして、「病気が治ったら戻ってきたらいいよ」とも言ってもらえたので、とてもありがたく思いました。

入院中、ある同僚が一度訪ねてきてくれました。わざわざお見舞いに来てくれるというのは、病人にとってはとても嬉しいことで心に残ります。しかし、最も嬉しかったのは、お見舞いに来てくれる家族の励ましでした。先行きが見えない不安な状況にいる私を支えてくれた心優しい妻と、病棟の廊下を走り回っては笑い転げていた元気な娘は、私にとってかけがえのない存在でした。

よく言われることですが、入院には「体力」だけでなく「忍耐力」も必要なのです。

治療のなかで

　治療計画を立てるために、いったいどれほどたくさんの検査をするのかと驚きました。歯の検査まで行われ、親知らずを抜いたほうがよいと言われたときにはさすがに渋い顔をしてしまいました。しかし、そんな様子を見たカーアン・トアリング医師がすぐに、「それは必要ないわよね」と言ってくれたので救われました。

　入院生活は、自分が健康だと思っている私のような若い男性にとっては退屈な毎日でした。周りの患者はほとんどが高齢者で、数少ない若い患者は深刻な病状の人ばかりでした。ハネが訪ねてきてくれて、一緒に外を散歩することで気分転換をしました。つまり、病棟の空気がどうしても好きになれなかったのです。

　治療開始まで1週間だけ退院して自宅で過ごした後、5月の春らしい天気の日に治療がはじまりました。治療は6か月間にわたって続きます。治療の前に説明されたのは、まず髪が抜けるかもしれないが、また生えてくるだろうということでした。不妊症になる可能性もあるとも言われましたが、私たちにはすでに可愛い娘がいますし、もっと子どもが欲しくなれば養子をとることもできるので、前向きに考えようとしました。

　それ以外にも、治療がはじまってしばらくの間は吐き気や嘔吐があるかもしれないとも聞かされました。これを我慢すれば、私の病気は治るのでしょうか。

　電車でオーフースまで行き、病院に到着すると、まず血液検査と服薬をすませたあとに黄色い液体の点滴を受け、丸一日病室で休みました。スタッフはみんな親切かつ穏やかで、副作用も思ったほどひどく

なくて十分に耐えられる範囲内でした。治療が終わると自宅に戻り、次の治療までゆっくり休みました。

　最初の治療が終わると、カーアン・トアリング医師が「明らかに効果が出ていますよ」と明言したのですが、この予想外のコメントに私は驚きました。確かに調子はよくなり、身体のだるさは以前よりましになり、熱も下がっていました。

　次の治療まで3週間ほどあったので、私は急に時間的な余裕をもつようになりました。しかしそれは、回復する時間でもあり、副作用を感じる時間でもありました。髪が抜け、指が少しうずき、嗅覚や味覚もおかしくなりました。それでも、自宅で家族とともに時間を過ごし、初夏を楽しむことができたのは私にとっては素晴らしいことでした。体力は意外に早く回復し、そのうち木を切ったり、古い車の修理をしたりすることもできるようになりました。

　私の母はかなり心配をしていたようです。その母と父の結婚40周年記念であるルビー婚式を祝うために、みんなで1週間ほどオーストリアまで旅行に行くことになりました。うまく調整して治療の合間に参加できた私も体調がよく、山登りをしたり泳いだりもしました。私たちはみんなが、エネルギーに満ちあふれていたのです。あとは、私が治療を最後まで頑張るだけでした。

　実は、ひどい便秘に悩まされ、胃腸の調子を整えることの大切さを痛感しましたが、それを除けば素晴らしい夏で、天気にも恵まれ、友人や家族と長い時間を過ごすことができました。友人も家族も、心配した様子を外には出さず、優しく私に寄り添ってくれていました。

　夏休みが終わると、私への医療行為は、肺のレントゲン撮影をし、血液検査をし、薬の量の調整をするといったルーティーンの繰り返しとなりました。すべてうまく進んで、治療の合間に出勤できるように

もなりました。「現実の世界」に戻ることができ、車両製造工場の新しいプロジェクトにも参加することができて感無量でした。

　秋になりました。すっかり髪を失ってしまった私の治療は終了となりました。病原は身体からすっかり消えているはずなので、最後の数回の治療は再発を防ぐためのものだと考えていました。

　治療から解放され、薬を服用しなくてすむようになるのを心待ちにしていました。というのも、治療をしている間、嗅覚と味覚がすっかりなくなってしまった私は、薬漬けの自分がまるで「歩く化学工場」になってしまったかのように感じていたからです。大好きだったビールが飲めなくなり、特にセレスの「ライトピルスナー」[(2)]が酸っぱく、病院っぽい味に感じられてどうしても飲めませんでした。

　そのほか、治療の影響で手先が不器用になりました。機械や電気関係が得意だった私ですが、腕時計の時刻ですら合わせられなくなったのです。

日常に戻る

　治療が終わりました。体調も戻り、すべてが元通りになりました。これから先5年間は再発しないことを願いながら、経過観察のために通院することになりました。治療終了後の最初の診察で、私は医師に尋ねました。

「再発の可能性はどれくらいあるんでしょうか？」

　確率は教えてもらえませんでしたが、可能性の推移を表したグラフ

---

(2)　(Ceres) 1856年にオーフースで創立されたビール醸造所。2008年に生産を終了している。

を見せてもらいました。それによると、再発の可能性は治療終了後に急激に下がり、ゼロ近くになっていました。
　２、３年で再発の可能性はほとんどなくなるのではないかと思いましたが、尋ねたところで何かが変わるわけでもないので、それ以上は聞きませんでした。私がすることはただ一つ、家族との時間をできる限り大切にして、楽観的に過ごすことです。現在まで、それを続けています。
　私のかかったホジキンリンパ腫はかなり珍しい病気で、患者のなかには学歴が比較的高く、若い男性が多いと聞きました。しかし、なぜか病院に通院する時に出会った「仲間」のほとんどが年配の人でした。いったいどうして、私がこの病気にかかったのでしょうか。これまで健康的な生活を送っていましたし、１歳の赤ん坊の時にタバコを半分拾って食べてしまったことを除けば、何も問題になるようなことはなかったと思います。
　それにしても、身体から化学薬品をすっかり出し切ることは何と気持ちのよいことでしょう。嗅覚や味覚などの感覚が戻り、手先も動かしやすくなりました。髪も、まるで絨毯の毛のように少しずつ生えてきました。32歳という、人生で素晴らしい時期に差しかかった私は、仕事に完全復帰を果たしました。新しい車も購入したいですし、積極的に、前に向かって進んでいきたいとも思いました。
　治療を受けていた半年間は、自分と妻や子どものこと以外は考える余裕がなく、兄弟や両親、そして友人がどうしているのかとあまり考えていなかったのですが、治療が終わってやっと周囲の世界がはっきりと見えるようになりました。もちろん、運動ができるようになったことも嬉しいです。まるで、身体が新しく生まれ変わったみたいに感じました。

でも実際、私の身体はどのような状態なのでしょうか。もう、子どもをつくることはできないのでしょうか。生命保険はどうすればいいのでしょうか。長期的に見て、身体は弱ってしまったのか、それとも逆に強化されたのでしょうか。確かに、この経験のおかげで精神的には強くなっているのですが、もしかしたらいつか病気が再発するのでしょうか、と様々な疑問がわいてきました。

生命保険については、幸い問題がありませんでした。勤務している会社が、病気になる数か月前に団体生命・年金保険に加入してくれていたからです。不妊症の可能性については、検査を受けてみたところ、やはり不妊になっていて「子どもができる可能性はない」と告げられました。

20年後

治療をはじめてから20年になります。ハネと私は相変わらず元気に暮らしていますし、娘は成人して家を出ました。私の人生は、これまでまったくもって順調です。経過観察の通院回数は次第に減り、5年経った時には再発の可能性について考えることはまったくなくなり、10年経つと通院する必要もなくなりました。

もちろん、この20年の間、よいことばかりだった訳ではありません。とりわけ、夫婦で努力したにもかかわらず、娘以外に子どもを授からなかったことは本当に残念でした。もしかしたら、病気でなくても授かることができなかったのかもしれないのですが、人は何でも病気のせいにしたがるものです。

私たち夫婦は、娘を心から大切に思っています。成人した娘は、子

ども時代と同じようにエネルギーに満ちあふれた女性です。
　私の健康状態はこのうえなく良好で、ここ20年間、インフルエンザにかかった以外は病気をしたことがありません。ホジキンリンパ腫を患う前によくあった喉の痛みや、風邪のような感染症に悩まされたこともまったくありません。
　52歳になった私の髪はグレーに変化し、年配の男性といった雰囲気を醸し出しているのですが、それでも体力は20年前とほとんど変わらず、常に明るい気持ちをもち続けています。
　人は大病を患うとそれに影響されてしまいますが、私はハネ以外の人とは病気について話さないようにしています。実は、自分の病気でも他人の病気でも、とにかく病気について話すのが大嫌いなのです。特に高齢者は、病気についてばかり話したがる傾向があるようですが、まずは自分が高齢であるという事実を受け入れる必要があるのではないでしょうか。とはいえ、何歳から高齢者になるのかについては、私には分かりませんが。
　毎年、10〜20人のデンマーク人を襲うこの恐るべき病気になぜ私がかかったのか、長い間、その答えを見いだそうとしてきました。確かに、当時、男性で学歴が比較的高くて若いという条件が揃っていた私は、この病気にかかりやすいグループに属していたのかもしれませんが、そんな人はほかにも山ほどいたはずです。
　世間では、例えばストレスを抱えた若い父親が不健康なライフスタイルのせいで体調を崩し、胃潰瘍になったという話をよく聞きます。私は、化学療法をはじめてすぐに胃腸の調子が悪くなったことを除けば、そのような体調不良に悩まされることはまったくありませんでした。ですから、私がこのホジキンリンパ腫にかかったのは、まったくの偶然であったと言わざるを得ないでしょう。

7 支え合い

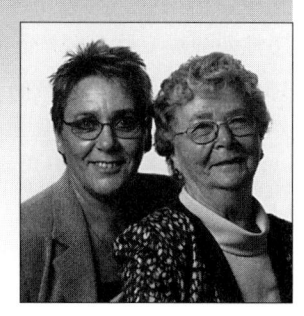

ミレーデ・ファルゲンスコウ（Merete Falkenskov）
1950年生まれ。介護アシスタント、1978年に乳ガンを宣告される。
インガ・ルゲビェアウ・ファルゲンスコウ（Inger Lykkebjerg Falkenskov）、1922年生まれ。年金受給者、1987年に乳ガンを宣告される。

　1978年10月のある日、仕事から帰宅した私は、疲れを癒そうと熱いお風呂に入りました。風呂上がり、身体にクリームを塗っていると左胸にしこりがあることに気付きました。何か重大な病気ではないだろうか、と心配が頭をよぎりました。当時、私はまだ28歳で、2人の小さな子どもを育てていました。
　私に何かあったら子どもたちはどうなるのだろう？
　両親と兄弟たちは何と言うのだろうか？

　次の日、早速かかりつけ医の所に行きました。そこで、「乳腺が腫れているのかもしれないのでしばらく様子を見るように」と言われました。もし、しこりが消えないようであれば、専門医の所で切除してもらう必要があるということでした。
　家に帰ると母に電話をして、左胸にしこりができたので受診したことを伝えました。何事も前向きにとらえる母は、「きっと、しばらくしたら消えるわよ」と言って慰めてくれました。

それから何日も経ちましたが、しこりは一向に消えませんでした。悪性の腫瘍ではないかと心配になった私は、1か月して再び医師の所に行きました。その医師が、ユトランド半島南部のヴァイレ（Vejle）にいる外来で治療してくれる専門医を紹介してくれたので、父に車で送ってもらい、しこりの試験切除をしました。そして一週間後、抜糸のために医師の所に再び行きました。この一週間は病欠をとって仕事を休んでいたのですが、抜糸が終わればすべて元通りになると考えていました。

　4日後に電話がかかってきました。医師からの電話で、「切除したしこりは悪性腫瘍でした」と告げられました。そして、左の乳房を切除しなければならないことになりました。

　ヴァイレ病院（Vejle sygehus）か少し南にあるフレザレチャ病院（Fredericia sygehus）のどちらかを選ぶように言われたので、ヴァイレ病院と答えました。すぐに両親に電話したのですが、ショックで、話しながら大声で泣いてしまいました。——どうしたらいいの？　誰が子どもの世話をするの？

　すぐにやって来た両親は私を慰めてくれました。これからのことを話し、父と母は、私と子どものために何でもして支えてくれると言ってくれました。

　至急手術をしなければならないと言われたのですが、ヴァイレ病院から連絡が来るまで数日かかっています。それは12月半ばのことで、私はさっさと手術をして、クリスマスには家に戻って子どもや両親と楽しいクリスマスを過ごしたかったので、かかりつけ医に連絡をして、「すぐに入院できるように病院にかけあってほしい」とお願いしました。すると、かかりつけ医は病院に、「患者は精神的にとてもまいっているので、すぐに入院できるようにしてほしい」とお願いしてくれ

たので、すぐに入院することができました。

　様々な思いが頭をよぎりました。そして、医師の診断が本当に正しいのかと不安な気持ちになりました。腫瘍を試験切除した時の医師の手の動きがぎこちなかったので、この医師を信用していいのか分からなくなりました。「本当に乳房を切除する必要があるのか」と、何度か医師に尋ねてもいます。

　その頃はまだ若かっただけに、片方の乳房がなくなるとどんなふうに見えるのか、不安でたまりませんでした。医師は、「ヴァイレ病院には腕のいい形成外科医がいるので、相談すればいいですよ」と言いました。

　こうして、左の乳房を取り除く手術を受けました。幸運なことに、ガンはどこにも転移していませんでした。退院前に人工乳房を試し、それを使うことにしました。退院したら、椅子に座って腕を上げたり下げたりするトレーニングをするよう指示を受け、3か月後にまた病院に来るように言われました。

　何とか、クリスマスに間に合うように退院できました。いつもの日常が戻ってきたわけです。1か月の病気休暇をとっていましたが、優しい同僚たちは私の様子を聞くために時々連絡を入れてくれました。両親も私を助け、支えてくれました。私と子どものためにあらゆることをしてくれました。

　3年の月日が流れました。庭仕事をしたり、運動をしたり、あるいは勤務中に身体を動かすと人工乳房が外れることが多くなり、日常生活に支障が出はじめました。また寝る前、人工乳房を外すたびに自分が女性でなくなるような気分になり、胸にシリコンを入れることを本気で考えはじめました。その後、医師に相談して、ヴァイレ病院の形成外科で手術を受けると精神的に落ち着きました。

当時、夫との関係があまりうまくいっていなかったのですが、それは乳房を切除したこととは関係ありません。自分の余命がどれくらいあるかも分からない状況で、今後の自分や子どもの幸せを考えるとこのままではよくないと考えて、夫とは別れる決心をしました。

新しい人生

　私は新しく家を買って、母と一緒にリフォームに励みました。普段は仕事をしていたので、時々母に子どもの世話をしてもらいましたが、やっと自分本来の人生を生きることができるようになったという気分でした。

　新しい出会いもたくさんありました。子どもたちも母も、そして私も充実した日々を過ごしました。子どもたちは大きくなり、待ち望んでいた堅信礼(1)を受ける年齢になりました。

　乳房にシリコンを入れてから10年が経ったのですが、その間に体重が増えてしまったので、私の身体には合わなくなっていました。かかりつけ医に相談して、ヴァイレ病院に連絡をしてもらいました。そして、手術をして、新しいシリコン製の人工乳房を入れることができました。

　しかし数年後、左の乳房に黒っぽい奇妙なシミのようなものを見つけ、医師に連絡して診察を受けたところ、「人工乳房が身体から外に出かかっていて、また手術して取り除かなければならない」と言われました。——どういうことなんだろう？　ガンが再発したのだろうか？

　手術をしてシリコンを取り除き、感染を防ぐためにペニシリンを服

用しました。すぐに別の人工乳房を入れることはできないらしく、何も入れない状態で帰宅しました。数週間も片方の乳房がないのは変な感じでしたが、その後、専門医に連絡をとって新しい乳房を入れてもらっています。それ以来、現在までこの人工乳房には満足しています。

52歳になった私ですが、今では何でもすることができます。ブラジャーをつけなくても外出できますし、胸元の開いたブラウスを着ることも、激しい運動もできます。人工乳房は、本物と見分けがつかないほどよくできています。時々、自分の人生は病気ばかりだったなと考えることがあるのですが、感謝しなければならないこともたくさんあります。

子どもたちは成長し、30歳と27歳になりました。子どもたちの結婚相手を家族に迎え、孫も生まれ、離婚後に出会った新しい夫との関係もうまくいっていますし、毎日を生き生きと過ごす母や兄弟もいます。いい仕事に恵まれていますし、友人にも恵まれた生活を送っています。

母が乳ガンを患う

28歳の娘が乳ガンにかかり、片方の乳房を切除したという辛い事実を、当時の母はどのように受け入れたのでしょうか。そして、突然父が亡くなるという衝撃的な現実をどのように受け止めたのでしょうか。母は、ひたすら働くことでその危機的な状況を乗り越えました。家でも、庭でも、職場でも、しなければならないことはたくさんありましたし、私の2人の子どもの世話もしてくれました。

---

(1) 堅信礼とは、乳児の時に教会で洗礼を受けた者が成人に達して信仰を告白する儀式。デンマークでは14歳の時に堅信礼を行うことが多い。

私が乳房切除手術を受けてから9年が過ぎた1987年のある日、母は自分の左胸にしこりがあるのを見つけました。病院でマンモグラフィー検査（乳房X線検査）を受け、さらに精密検査を受け、数日後にまた病院に来るように言われました。
　どういうことでしょうか？　そう、残念なことに、母のしこりも悪性腫瘍だったのです。左乳房を切除しなければならないと告げられたときの母の気持ちは言葉に表しようがありません。大好きな家族を残して死ななければならないのでしょうか……。
　手術を受けて左側の乳房を切除した母ですが、幸いにもすべてが順調に運びました。その後の治療も特に必要なく、私たちはみんなほっとしました。10年間にわたって毎年診察を受け、仕事にも復帰し、母は今日までずっと前向きに人生を歩んできました。よく頑張っていると思います。
　母が言うように、自分の部屋に閉じこもって「どうしよう」なんて考えてはいけないのです。誰かと話をし、同時に、他人に手を差し伸べなければならないのです。それが一番の薬になります。母は今80歳ですが、自立して暮らしています。
　私の経験が、ガンを経験した人たちに何らかのヒントを与えられれば幸いです。

8 最大の勝利

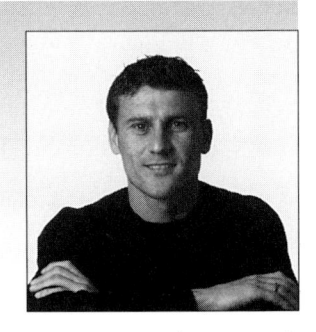

エッベ・サンド（Ebbe Sand）
1972年生まれ。サッカー選手、1998年に精巣ガンを宣告される。

　長い間、私は体調不良に悩まされてきました。また一方では、強くて大きな叔父がガンのために見る影もなくやせ細ったのを目にして以来、ガンにかかることを恐れてもいました。だから、医者の診断を受けるまでの間、そして手術をするまでの間は、それらの後と同じくらい辛い日々の連続でした。

　ガンだったらどうしようという心情を、私は決して人前では口にしませんでした。その不安は耐えられないほど大きなものでしたが、それでも医者の所には行くことができませんでした。大きな目標に向かって日々努力していた当時の私は、キャリアの頂点に上りつめ、海外のサッカークラブと何百万クローネもの高額契約を結んでいた選手だったのです。そんな状況でしたから、身体の調子が悪くても見て見ぬふりをしていました。

　現在、振り返って、なぜそんなことをしたか理解できません。自分の身体に真っすぐ向き合わなかったことも、妻のことを考えていなかったことも、今考えると許しがたいことです。健康を損なうリスクを

冒して、サッカー選手という目標に向かって走り続けていただけでした。今では病院に行くことに抵抗感はなく、医師にかかりすぎるくらいがちょうどよいと思うほどになっています。

　愛する妻のおかげで、手遅れにならないで医師にかかることができました。病気について知らされることは辛かったですが、大いに安堵したのも事実です。そこに至るまでの2〜3か月間、精神的に疲弊していた私ですが、やっと妻に自分の胸の内を打ち明けて、辛い気持ちを共有することができるようになったからです。

　花粉アレルギーのために診察を受けた時、痛みを感じていた睾丸の検査もしてもらいました。医師は、1週間後にもう一度来るようにと言いました。ちょうどアレルギー検査の結果を聞くために1週間後に行くことになっていましたが、何かよくない結果を聞かされるのではないかと不安でした。

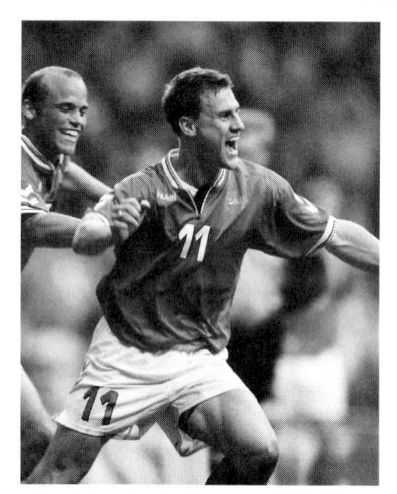

　1週間後、医師は私にコペンハーゲン郊外のヘアリウ（Herlev）の専門医の所に行くように告げました。

　1998年8月27日、木曜日の午前という予約をとりました。前日には、所属チームの「ブランビュー」(1)がUEFAチャンピオンズリーグ(2)の出場をかけて戦うことになっていました。この大切な試合に最高の状態で出場できるよう、あえて診察日を試合の後に設定したのです。検査でよい結果が出ることを望んでいましたが、心の奥底ではきっとガンだろう

2001年6月6日に行われたFIFAワールドカップ予選の「デンマーク ― マルタ戦」にデンマーク代表として出場したサンド選手は、開始84分で逆転のヘディングシュートを決め、デンマークを勝利に導いた（撮影：Per Kjærbye）

とも感じていました。

　試合は見事に勝利し、選手たちと遅くまでお祝いをしました。アルコールのおかげで検査のことを忘れることができ、あっという間に眠りに就きました。

　翌日の朝、睡眠不足の私は妻のトリーネと一緒にヘアリウに向かい、2人の医師に検査をしてもらいました。触るとしこりが感じられたのですが、医師は、「きっと、炎症を起こして腫れているのでしょう」と言って安心させてくれました。ずっと緊張していたので、その声でほっとしたのですが、さらに超音波検査をすることになりました。

　ズボンを下げてベッドに横になり、しこりのある部分に超音波をあてるという検査をしたのです。画像を見ると、しこりの真ん中の部分は真っ黒で、外側が少し薄い色になっていました。超音波画像を初めて見る私でも、これが何かよくないものだと直感的に分かりました。医師が何も言わないので、私のほうから質問をしました。すぐに答えを知りたかったのです。医者は、「99％の確率で精巣ガンでしょう」と言いました。どうしようもなく最悪の状況だったようですが、すぐ次の日に手術をしてもらえたことが不幸中の幸いでした。

死を覚悟する

　ガンに向き合うのはとてつもなく辛いことでしたが、泣きたい気持

---

(1) （Brøndby）デンマークのサッカー国内リーグのクラブ。コペンハーゲン近郊のブランビューに本拠地を置いている。
(2) 欧州サッカー連盟（UEFA）が主催する、欧州クラブチームによるサッカーの選手権大会。毎年9月から翌年の5月にかけて開催されている。

ちにはなりませんでした。トリーネはショックを隠すことができず、美しい彼女の顔は涙で濡れていました。最悪の事態を考えると恐ろしい気持ちになりましたが、それまでの数か月間、悶々と苦しんでいた私には、やっと状況が明らかになって、ある意味ほっとする気持ちもありました。もちろん、ショックでなかったといえば嘘になりますが、この診断に対してのなす術はあるのです。そして、回復する見込みもあるのです。

　この事実に対する私自身の激しい感情表出は、のちに体験することになりました。まず、両親に電話をして、冷静沈着にこれまでの経緯を説明し、最後にガンであったことを告げました。両親がどのように感じていたのか分かりませんが、長い説明の後にいったい何を告げられるのかと、受話器の向こうで恐怖を抱いていたことでしょう。すべてが非現実的なものに感じられて、私は涙も出ませんでした。両親も落ち着いて、現実を受け止めてくれました。

　受話器を置いた途端、重篤な病気にかかっている現実が急に迫ってきました。身体は元気でも、精神的にはすっかり参っていた私にとてつもない不安感が襲ってきて号泣し、これまで経験したことがないくらいひたすら泣きました。前向きに受け止めようと努力はしましたが、今まで感じていたちょっとした体調不良を、すべて精巣ガンに結び付けて考えてしまったのです。突然、死に向き合うという現実は言葉にできないものですが、病気と真正面から闘おうと最初から決心しました。

　翌日、病院に向いました。手術用の服に着替えると、すぐに手術室に入れられました。すべてが迅速に進められたのです。私は恐れていませんでした。悪いところを切除してもらえることに、むしろ安堵感を感じていました。

手術は無事に終わりました。目覚めたときにはぼーっとしていましたが、医師にたくさんの質問を投げ掛けてもいます。すべての質問に答えてもらった訳ではありませんが、ありがたかったのは、ガンの発見が早かったこと、そして進行が遅いタイプの精巣ガンであったことを教えてもらったことです。どちらもほっとする内容でした。その後、退院して、トリーネと一緒に自宅に戻りました。

辛い待ち時間

　手術後、スキャン検査(3)の結果をひたすら待つだけの日々でした。13回もスキャン検査を受けなければならなかったのですが、眠ることもできず、ただただ長い時間を過ごしました。この間が私の人生においては最悪の時で、ガンだと宣告された時よりも辛い期間でした。
　確かに、超音波の画像で明らかに病気の徴候である黒いしみを見せられたことも大変辛いことでした。予想していたこととはいえ、恐れていたことが現実になったわけですから。
　しかし、それ以上に検査結果が出るまでの待ち時間は別の意味で辛かったです。様々なことを考える時間が嫌というほどあるのです。たくさんの人が私の所に来て、悲しそうな表情で私を慰めようとしてくれた光景を思い出すたびに、完全に忘れてしまいたいとも思いました。
　みんな私を慰めようとしてくれたのですが、実際に慰めになったことはほとんどありません。もちろん、私自身の気持ちのもちようとい

---
(3) (scanning) 日本ではスキャン（検査）と言えばたいてい「CTスキャン」を指すが、デンマークでは「MRIスキャン検査」「CTスキャン検査」「超音波検査」などを指す。ここでは、原書どおりに表記した。

う問題もあったので、誰も責めるつもりはありません。一方、こんな状況のなかでも私を支えてくれた妻のトリーネには感謝をしています。

　ベッドに入る時、よく泣いたことを思い出します。夜は最悪の時間でした。非常に強い睡眠薬を服用した後でもなかなか眠れませんでした。そんな時でも、トリーネは睡眠薬を半錠飲むだけですぐに寝ることができましたが。眠れない夜には様々なことを考えてしまい、それらが頭の中をグルグルと回ってしまうのです。

　スキャン検査の結果を待っている間に、オーフース（Aarhus）のガン専門病棟に入院している幼なじみを訪ねたことがあります。彼が患っていた精巣ガンは私よりも進行が速いタイプで、発見も私より遅かったようです。

　ちょうど彼は、3か月にわたる抗ガン剤治療をはじめたところでした。友人がこのような姿になっているのを目にするのはこのうえなく辛く、同時に、自分も同じような道をたどることになるのではないかと恐ろしくなりました。

　友人を助けたいと思いましたし、自分が今後受けるかもしれない治療についてもっと知っておきたいという気持ちも働きました。きっと、このような治療を受けることになるだろうと、ほぼ確信していたからです。

　病棟では、ガンを克服した人と会って話すこともできました。自分より前に友人がガンにかかっていたことは、私にとっては大いなる助けとなりました。例えば、精巣が一つしか残っていなくても子どもを授かることができると教えてもらえたことは、若い私にとってはこのうえなく嬉しいことでした。

　その友人は、辛い抗ガン剤治療を乗り越えてガンを克服しています。その後も元気で、とても前向きに幸せな人生を送っています。彼がこ

のままずっと健康であることが私の願いです。精巣ガンにかかったという彼にとっての不運が、私にとっては幸運となったわけです。

　ガンを宣告される前、他人に何かをお願いすることが苦手だった私は、体調が悪いことを誰にも打ち明けることができませんでした。友人が精巣ガンにかかったと聞いて、やっと私は自分の不安を妻に打ち明けることができました。その妻にすすめられて、やっと病院に行くことができたのです。この２人がいなければ、きっと手遅れになっていたでしょう。

　退院後のスキャン検査の結果を聞きに行く前の日に、トリーネが言いました。

「電話をして結果を聞いてみたら」

　この言葉を聞いただけで私は恐ろしくなりました。電話する勇気など到底ありませんでした。医者が私の身体の中の画像を撮り、ガンが転移しているかどうかを確認しているなんて、考えただけでも気分が悪くなります。結果を聞くまで本当に長く感じられましたが、やはり電話をかけることはできませんでした。

　これからも普通に生活できるのか、それとも長い抗ガン剤治療を受けなければならないのか、あるいはほかに転移していてもう手遅れなのか、そんな重大な検査結果を電話で尋ねることなどすぐにはできなかったのです。

　長い間、躊躇しました。しかし、とうとう最後には電話をかけることにしました。トリーネは大丈夫だと確信していたようでしたが、抗ガン剤治療が必要と言われるだろうと思っていた私にとっては、電話口で回答を待っている時間は耐えられないほど長く、生きた心地がしませんでした。

　電話に出た秘書が医師と代わった時には、何時間も待ったかのよう

に感じられました。全身が震えていた私に、検査結果が告げられました。
「スキャンの結果は良好です。あなたの身体はもう大丈夫ですよ」
　この言葉にどれほどほっとしたことか、言葉ではとても言い表せません。私はもう一度医師に尋ねて確認し、自分でも「大丈夫！」という言葉を口にしてしまいました。
　突然、涙があふれてきて、私は泣き崩れました。どうしようもありませんでした。結果を聞いていないトリーネは、私の姿を見て、悪い結果だったのかとオロオロしていたのですが、私は言葉を発することができませんでした。
　その時のことは、今でも忘れることができません。心にのしかかっていた重荷がついになくなったのです。私はもう大丈夫！　普通に生活を続けることができる！　後は、定期的な検査を受ければいいだけなんだ……。

恐れは消えない

　とはいえ、そんな簡単に事は運びませんでした。長い人生のなかで、こんなにも短い期間（13日間）がその後の人生に大きな影響を与えるなんて驚くべきことです。もちろん、元気になったとは思いますが、恐れる気持ちはその後も消えることがなかったのです。
　確かに、不安感は時間とともに弱くなっていきますが、完全になくなることはないのです。困ったことに、病気のことを忘れかけた頃にいつも何かしらの体調不良が現れて、ついガンのせいではないかと考えてしまうのです。何とかして、そのような思考パターンから抜け出

したいと思っています。恐れる気持ちというのが最も辛いのです。

　もう健康だと分かっていても、病気の体験は心に浸透してしまっており、忘れることができません。心の底に沈殿している不安が、時々水面まで上がってくるかのようです。

　再びサッカー選手としてトップに返り咲いて、再度夢を追い掛けられるようになるまでは長い道のりでした。不思議なことに、サッカーに対する考え方が病気になる前とは変わり、以前ほど勝敗にこだわらなくなりました。

　ほどなくして情熱を取り戻した私は、自らの目標に向かって突き進むようになり、ガンの告知を受ける前よりも技術を向上することができました。ガンが私を強くし、人生の教訓を教えてくれたということに疑う余地はありません。

　妻からのサポート以外に私の復帰を助けてくれたのは、ガンの告知を受けてから15か月後に素晴らしい男の子を授かったことです。手術後、すぐに自分の息子の誕生に立ち会えたことは、自らの命の手ごたえを感じるかけがえのない経験となりました。私は、人生の新たなステージを迎えることになったのです。

　ガンと診断される前の私は、「シャルケ04」[4]と契約を結び、最愛の妻と結婚し、公私ともに幸せいっぱいでした。その後、ガンという辛い病気との闘いを経験しましたが、そんな私に再び幸せな日々が戻ってきたのです。

　時に、ガンが再発するのではないかという不安が頭をよぎります。特に、定期的に受けなければならない検査の時には不安感が強くなるので、いっそのこと検査などなくなればよいのに、と思ってしまいま

---

[4]　（Schalke 04）ドイツの国内リーグであるブンデスリーガのサッカークラブの一つ。ゲルゼンキルヒェン（Gelsenkirchen）に本拠を置いている。内田篤人が所属している。

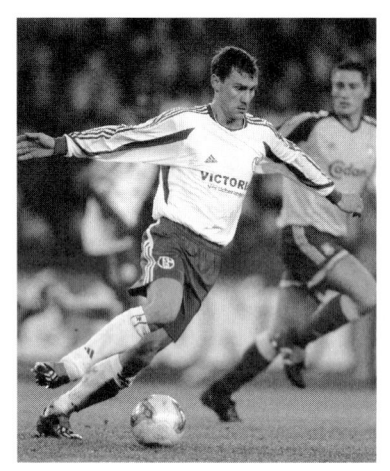

ドイツ・ブンデスリーガの「シャルケ04」でプレーしていた頃のサンド選手。2000〜2001年には、ドイツ・ブンデスリーガの得点王を獲得している（撮影：Per Kjærbye）

す。しかし、ガンを本当の意味で克服して前向きに生きるためには、もっと強くならなければならないとも思っています。

時々、なぜ私がガンにならなければならなかったのか、と考えることがあります。自分で見つけた答えはこうです。

すべてが順調だった幸運な人生のなかで、何が最も大切なのかを気付かせるためにガンが私を襲ったのです。人生で最も大切なのは、健康と家族への愛です。

人生のなかで常に目標を立てて、その実現のために突き進んできた私は、自分が海外のクラブと契約を結ぶほどの優秀な選手であることを自らに証明しようとしていました。たとえのちにガンであることが分かったとしても、とにかく契約さえ結べればよいと考えていました。つまり、自分の健康よりもサッカーのキャリアのほうが大切だと考えていたわけです。そればかりか、妻に対する責任も軽視していたのです。

サッカーは私の仕事であり、現在でもそれに長い時間を費やさなければならないのですが、以前のような考え方は今後決してしないつもりです。サッカーのおかげで高い収入が得られることに感謝していますが、私にとって何より重要なことは健康です。健康であることを当たり前だと考えないように気を付けています。家族と自分が、いつまでも健康であることが私の何よりの願いです。

9 いつも明るい気持ちで

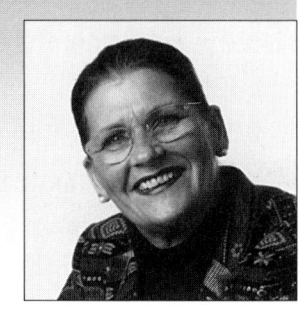

グレーデ・タイル＝ムラ（Grethe Thejll-Møller）
1945年生まれ。
1999年に乳ガンを宣告される。

　ガン——私には関係ないこと。でも、もしかして……？
　1999年1月のことでした。入浴後に身体を拭いていると、右の胸にしこりがあることに気付いたのです。なんてことでしょう！
「まあ、でも悪性とは限らないわ。落ち着いて。はっきりと分かるまでは考えないようにしよう」
　こう考えました。そして早速、産婦人科医の所に行って検査をしてもらいました。夫のアナスには何も言いませんでした。分からないうちから話して、心配をさせたくなかったからです。
　産婦人科医は、「明日、すぐにマンモグラフィー検査（乳房X線検査）を受けてください」と言いました。そこで私は夫に伝えるべきだと考え、話をしました。夫は、私がすぐに話さなかったことにショックを受けていました。
　ショックを受ける？　そんな必要はありません。私は子どもの頃に聞いた諺を思い出しました。
「生きることは辛いことだが、目覚めて死んでいたらもっと辛い」

この諺のおかげで、私は常に人生の楽しい部分に目を向けるようになっています。言うまでもなく、悪いことばかりに目を向けたい人などはいないでしょう。

　公立病院で診察を受けるためには、かなりの日数を待たなければなりませんでした。長い間待つことのできなかった私は、民間のハムレット（Hamlet）病院に連絡をして診察を受け、10日後に手術を受けることになりました。ハムレット病院は、とにかく素晴らしい病院でした。医師も看護師もプロフェッショナルで、思いやりにあふれ、配慮が行き届いていました。そんな病院を、私は求めていたのです。

　当初から、腫瘍であれば切除するという話になっていましたが、そのとおり、実際に乳房を切除することになりました。リンパ節も17か所切除しています。

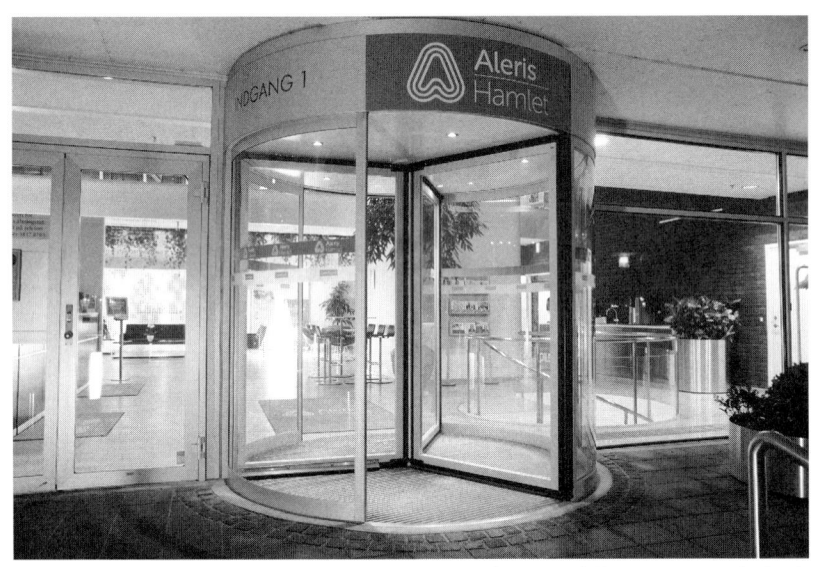

旧ハムレット病院（現在は「Aleris-Hamlet Hospital」という名称になっている）（写真提供：Aleris-Hamlet Hospital）

手術後、私は考えました。
「悪いところを取り除いてくれてよかった。でも、こんなにも切除したのだから体重が500グラムくらいは減ってもいいのに（笑）」

　退院すると、家で1週間ほどゆっくり過ごしました。これで十分休んだと思い、仕事に戻ることにしました。自分の仕事があるというのは幸せなことです。オフィスに簡易ベッドを置いて、疲れたら休めるようにしましたが、実際に使ったことはありません。
　一つ、驚いたことがありました。ハムレット病院ではタモキシフェン治療と放射線治療を受けることになると聞いていましたが、ヘアリウ（Herlev）の病院から連絡があり、放射線治療は受ける必要がないということでした。後で分かったことですが、病院がいっぱいなので、ある年齢以上の患者は後回しにされるということでした。何とも、ひどいことです。
「自分で手術代を支払ったのだから、放射線治療を受けさせてくれてもいいのに」と、私は思いました。
　「まあいいわ、自分でなんとかしてみましょう」
　そうしてシェラン島北部の町ヒレレズ（Hillerød）で、ドーデという名前の本当に素晴らしい医師に出会うことができました。ドーデ医師が放射線治療を手配してくれて、私は感謝しています。さばさばしていて、卓越した能力と洞察力のある医師です。
　多くの人が私に、「この後、落ち込むこともあるかもしれないわね」と言います。しかし、手術から3年半経っていますが、おかげさまで相変わらず気分よく過ごせています。これまでの間、落ち込んだこと

---

(1) （Tamoxifen）乳がん治療に使われる抗エストロゲン作用のある薬の一つ（参考：日野原重明監修『最新がん事典』小学館、1998年）。

などありません。

　夫は、いつもどおり、優しく思いやりをもって私を支えてくれました。夫とは、いつも一緒にいました。放射線治療で２度熱傷(2)になった時にも、包帯交換を一緒にしてくれました。ずっと一緒にいてくれましたし、私の乳房が一つになっても夫婦の愛は変わりません。

　今後、ビーチで上半身を人目にさらして過ごしたいとも思わないので、人工乳房を入れることも考えていません。これ以上、身体にメスを入れたくないと思っています。

　ガン細胞から身を守る最良の手段は、明るい気分で過ごすことです。そうすれば、ガンは逃げていくでしょう。

---

(2) 熱傷は、その深度によって１度、２度、３度の三つに分類される。１度は表皮のみ損傷される場合で、２度は表皮全層と真皮の上部の損傷、３度は損傷が皮下組織にも至るものである（参考：最新医学大辞典編集委員会編『最新医学大辞典』医歯薬出版株式会社、1987年）。

10 豊かな人生

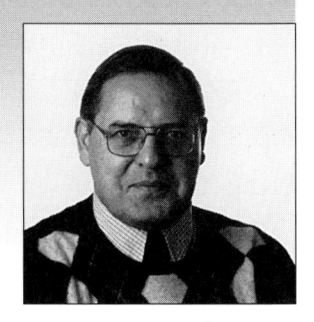

ベント・ラスン（Bent Lassen）
1942年生まれ。喉頭全摘出専門カウンセラー、
1969年に喉頭ガンを宣告される。

　1969年か1970年頃のことだったと思います。声の調子がどうもすぐれず、離れた所にいる人に話し掛けたり、騒がしい所で話したりしなければならない時にうまく声が出ないということがありました。その頃、私は郵便局で運転手の仕事をしていて、シェラン島北部やコペンハーゲン地域の郵便局とコペンハーゲン中央郵便局とを往復して郵便物を運んでいました。夜勤が多い仕事だったので、そのせいで声の調子がよくないのかと考えたり、喉をウイルスにやられたのかもしれないと思ったりしていました。

　しかし、時間が経っても一向によくならないので、咽喉科の医師に診てもらったこともありますし、カモミールティー[1]を飲んだり、点鼻薬を試したりしたほか、複数の抗生剤も試しました。それでもよくならなかったので、かかりつけ医に紹介状を書いてもらい、ウスタ・フ

---

(1)　「カミツレ」とも呼ばれるヨーロッパ原産のキク科の多年草。ヨーロッパでは薬草として使われることが多く、葉を熱湯に入れてカモミールティーにして、風邪の諸症状や喉の痛みの緩和のために飲まれている。

ァイマクスゲーゼ通り（Øster Farimagsgade）に昔あったコペンハーゲン市立病院を受診することになりました。

いくつかの検査をしたところ、声帯の部分に小さな腫瘍が見つかり、切除することになりました。切除すれば、また声が出るようになるとのことでした。

手術を終えた後に、腫瘍を完全に取り除くために放射線治療が必要だと聞かされました。治療回数は、確か33回だったと記憶しています。

約１年の月日が流れました。当時30歳そこそこだった私は、その頃になって初めて自分が悪性腫瘍ではないかと疑うようになりました。しかし、病気を感じることはありませんでした。放射線治療も自分の勤務時間中に受けていたぐらいです。病院の放射線科の前に運転してきたトラックを停め、放射線治療を受け、10〜15分後にはトラックに戻っていました。検査や手術のために市立病院に入院した時を除くと、病気のために仕事を休んだことはありません。

放射線治療のあとは、確かに少し身体が弱っていました。いつもの

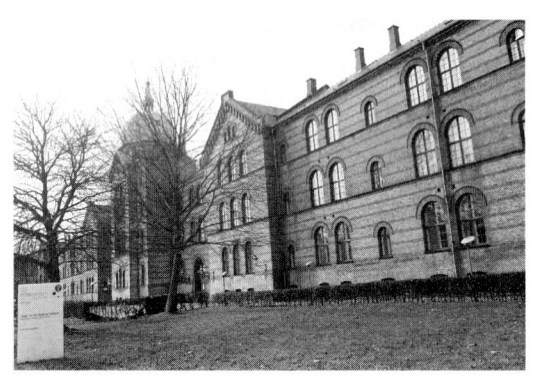

旧コペンハーゲン市立病院（1999年に閉鎖され、現在はコペンハーゲン大学の建物として使用されている）（出典：WPCOM/Heb）

声が戻るまで、苛立ちながらも待ち続けました。病院で定期的に診察を受けていましたが、その後の6年間、声が改善することはありませんでした。改善どころか、状態は悪化する一方で、1976年に受診した時に「声帯の組織検査をしましょう」と言われた時には悪い結果を覚悟しました。

　市立病院に入院し、次の日には退院し、また次の週に入院してから、あまり結果がよくないと聞かされました。そこで、さらに組織検査をすることになりました。あらゆる検査をして、約14日間、気管カニューレを入れた状態で入院し、さらに経管栄養の状態で約10日間入院することになりました。それまでで最も不快な処置でした。

　その後の2年間は、定期的に受診する日々が続きました。1978年の春に受診間隔を3か月から2か月にするよう言われ、また心配が募りました。そして夏、別荘で呼吸の状態がおかしくなったため、かかりつけ医をまた受診しました。9月に約14日間、ヴィズオウア（Hvidovre）にあるコペンハーゲン市立の新しい病院に入院し、組織検査を受けました。検査の結果は芳しいものではなく、9月26日に喉頭全摘出手術を受けることとなりました。

喉頭全摘出専門カウンセラー

　喉頭を摘出すると呼吸ができなくなるため、気管を喉の前方に出して呼吸の穴をつくらなければなりません。また、声帯がなくなるので、新しい発声方法を学ばなければなりません。私は約1か月間入院していましたが、体調がなかなか回復しませんでした。最初の3週間は鼻に管を通して栄養をとり、周囲とのコミュニケーションはすべて紙と

ボールペンで行っていました。

　手術後に目が覚めた時、話すことができない事実にショックを受けました。自分の置かれた状況と今後のことばかりを考えていた私にとって、1か月という期間は想像以上に長いものでした。また、生存率があまり高くないと聞かされていたので、自分はいったいどうなるのだろうか……と、ずっと考えていました。

　入院中、喉頭全摘出専門カウンセラーが頻繁に私を訪ねてくれたのですが、私にとってはそれが非常に大きな支えとなりました。彼と話していると元気が出ましたし、彼のおかげで、物事をよい方向に考えられるようにもなりました。彼自身、8〜9年前に喉頭全摘出手術を受けていたので、彼の話にはとても説得力がありました。

　私は家族と話すことをなるべく避けていたのですが、それは、妻にとっても子どもにとっても辛い状況だったと思います。仕事をしていた妻と私の間には、12歳の子どもをはじめとして3人の子どもがいました。見方を変えれば、学校に通う子どもが3人もいたからこそ、私は何としてでも話す能力を身につけなければならないと頑張ることができたのだと思います。

　当時、喉頭全摘出者の発声法には次の2種類がありました。

❶食道を使って発声する方法

❷振動を利用する人工喉頭を使って発声する方法

　2番目の方法は私には無理でした。人工喉頭は手で持って喉に当てなければならないので、運転手という仕事への復帰を目指していた私には使えないのです。そこで、食道発声法を訓練したわけですが、週に2、3回訓練を受けるほか、家でも練習しなければならないこの方法は結構きついものでした。それでも、約2週間で声が出るようになり、クリスマスの頃には家族と短い会話ができるようになりました。

翌年の1月の終わりに、復職するか、それともまだ休職が必要かを尋ねる手紙が職場から届きました。規定されていた疾病休暇の日数を使い切ってしまっていたのです。まだ休職が必要となれば、解雇の方向に進んでいっただろうと思います。

2月初旬に復職し、1989年までフルタイムで運転手として働き続けました。その後は、仕事を辞めて早期年金(2)を受けることになりました。これは自分で決めたことで、その後も後悔はしていません。仕事をしている時には休日にしか休息をとることができなかったのですが、仕事を辞めたあとは様々なことをする余裕ができたのでよかったと思っています。

仕事に戻ったのとほぼ同時期に、お世話になっている喉頭全摘出専門カウンセラーに誘われて、コペンハーゲン地域の喉頭全摘出者のグループに入ることにしました。最初は誘われて行きはじめたことですが、のちにデンマーク全国の喉頭全摘出者のためのボランティア活動に深くのめり込むことになってしまいました。

1979年には喉頭全摘出者全国組織の理事会の役員補欠に選ばれ、それ以降、自分の時間をすべて活動に注ぎ込みました。そして、2002年には引退をして活動から離れることにしました。役員補欠からはじまり、役員として選ばれ、1986年〜1992年は会計を務め、1992年〜2002年には全国組織の会長として多様な活動にかかわってきました。

このようなボランティア活動にかかわることによって、数多くの素晴らしい経験を積むことができました。国内外にネットワークが広がったのですが、これは喉頭全摘出者にならなければ決して得ることができなかった貴重な体験です。

---

(2) 18〜64歳で、労働能力が恒久的に低下していて就労ができないと認定された人に支給される年金。

こうして新しい世界を知ることができたことは、まさに幸運でした。前述したように、1989年に仕事を辞めた後もこの活動を続けていましたが、もし喉頭ガンにかからず、ただ郵便局で運転手の仕事をしているだけであれば、こんな活動的な人生を送ることはなかったでしょう。

活動的な年金生活者

年金生活者になってから12年間にわたって全国組織の活動を続けましたが、活動を辞めた後、オーデンセ大学病院の喉頭全摘出専門カウンセラーの仕事をすることになりました。喉頭摘出術を受ける患者に、手術について説明したり、手術後も普通の生活を続けることができますよと伝えたりする仕事です。とても面白い仕事でしたが、時にはぐったり疲れます。

今、私は61歳になりましたが、自分の障害を除いては、とても豊かな人生を送ってきたと思っています。ここ5、6年の間は、ネパールで喉頭全摘出者のための全国組織を設立するための支援活動に取り組んでいます。他の障害を抱える人々のグループをつくる動きも出てきたので、この先3、4年は、年に1、2回ほどネパールに出張する予定となっています。

喉頭ガンのために喉頭摘出を受けてから25年経った今でも、活動を縮小するつもりはなく、今後4、5年は現在の活動レベルを継続するつもりです。

11 ありのままで

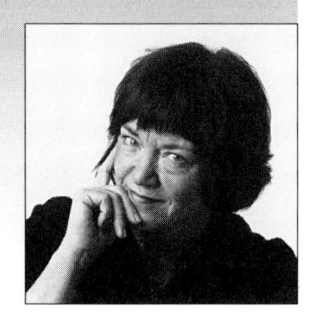

リタ・ポウルスン（Rita Poulsen）
1951年生まれ。教師（心理学専攻）・デンマーク対ガン協会カウンセラー、1992年に子宮頸ガンを宣告される。

できれば、こんな経験はしたくありませんでした。

「お母さん、どうしていつも怒ってるの？」

　私が婦人科医の所に行ったのは、当時7歳だった娘と一緒にフランスへ旅行に行く直前のことでした。子宮頸管のポリープを切除してもらい、旅行のあとにもう一度受診することになりました。
　私は不安でした。医師は「ちょっとした処置」だと言いましたが、もっと安心できる情報が欲しいとも思いました。事実、「ちょっとした処置」ではありませんでした。出血が続くので病院に運ばれ、数日間入院しました。しばらくして私は、婦人科医に電話をして尋ねました。自分でも驚くほど落ち着いた声でした。
「ガンの可能性はありますか？」
　医師は答えました。

「単刀直入に尋ねられるので単刀直入に答えますが、はい、可能性はあります」

背筋が凍りつきそうになりました。それからは、医師から検査結果の連絡があるのをひたすら待ちました。そして6日後、連絡がありました……子宮頸ガンでした。

3週間後、ヘアリウ病院（Herlev Sygehus）から連絡があり、手術のために入院することになりました。娘のアナには次のように言いました。

「アナ、お母さんはお腹の中におできができたみたい」

手術が終わって目が覚めた時、身体の中の悪いものはすべてなくなったと思っていました。すべて切除されたのだ、と嬉しい気持ちになりましたが、それは束の間の喜びでしかありませんでした。

「何も切除できませんでした。ガン細胞は転移してしまっているので、別の治療法を選ぶ必要があります」

目の前が真っ暗になりました。私の可愛いアナは、母親を失うことになるのでしょうか？

手術の前日、アナと私の親友とともにチボリ公園(1)に行きました。入院前に、楽しい思い出をアナにつくってあげたかったのです。親友は、私の家に泊まってアナの世話をすると言ってくれました。アナは小学校2年生で、新しい学校に転校したばかりの大事な時期だったからです。

なぜ、私がいつも怒っているのかと尋ねる娘に、心の中でこう答えました。

「いいえ、怒ってなんていないの。ただ、とても怖いの。だから、あなたの前では不機嫌になってしまうの。でも、怒っていると思われたほうがきっといいのかもしれないわ」

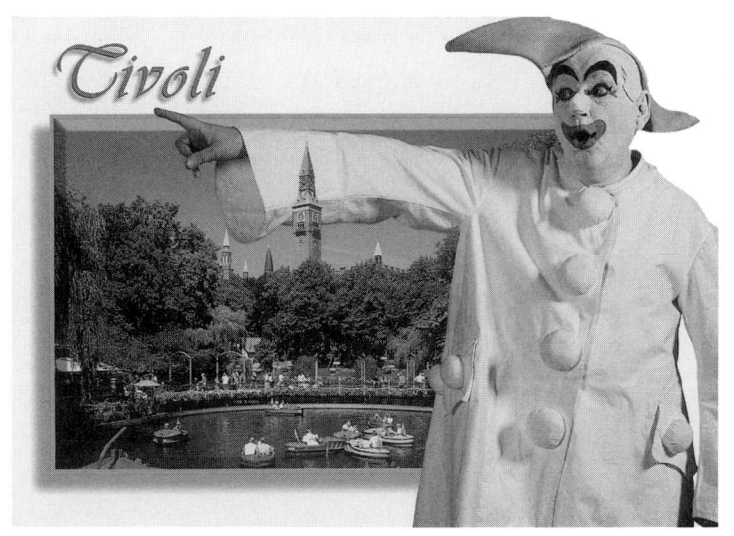

チボリ公園で発売されていたポストカード

「お母さん、どうしたの？」

　アナが好きだった男の子、ヤコプが半年前にガンで亡くなりました。私たちはよくお墓参りに行って、ヤコプと話をしたものです。ヤコプの死をとても悲しんでいたアナに対して、私は「ガン」という言葉を使うことができませんでした。手術の前も、退院した後も、そして今も、どうしても言うことができないのです。
　手術の３週間後、放射線治療がはじまりました。髪が抜けることに

---

(1) (Tivoli) コペンハーゲン市中心部にあるデンマーク最大の遊園地。ギーオウ・カーステンスン (Georg Carstensen) が、当時の国王クリスチャン８世に進言して1843年に創設された。大人も子どもも楽しめる公園で、国内外から毎年多くの訪問客が訪れている。日本でも、チボリ公園をモデルにしたテーマパークである倉敷チボリ公園が1997年に岡山県倉敷市に開園したが、経営難により2008年に閉園している。

なるでしょうが、ガンのせいで髪が抜けるのではありませんし、これは避けられないことです。事実、放射線治療で入院して1週間後に髪が抜けはじめました。私は髪を短く切ってしまおうと思い、まずアナに話をしなければと思いました。

「アナ、お母さんがかかっている病気はガンの一種なんだけど、お医者さんは治ると言っているわ」

その時、私の頭の中に、アナの友達の母親であるマグレーデが浮かびました。彼女も、前の年にガンで亡くなっていたのです。ガンを克服した人が誰かいたかしら？　私は考えました。そう、ヘンレクがいました。

「アナ、ヘンレクもガンだったでしょう。5年前にかかったけど、今はすっかり元気よ。ガンにかかっても、ほとんどの人が治るのよ」

その時の娘の表情と反応は、今でも私の頭の中に焼き付いています。「つまり、私はまだ子どもなのに、お母さんを失うかもしれないっていうことなの？」と言ってアナが泣きじゃくるのを見ながら、私は心の中でこう叫びました。

「違うのよ、ああ、違うのよ」

でも、嘘をつかずに誠実に答えようと思いました。

「そうね、これは亡くなる可能性のある病気よ。でも聞いて、お医者さまはきっと治ると言ってくれているの。お母さんのガンは、ヤコプやマグレーデのガンとは違うの。ヘンレクのガンに近いと思うわ。ヘンレクは前立腺ガンだったの。ヘンレクはすっかり元気になったでしょう」

「髪の毛のないお母さんなんか見たくない」

　最初は、美容院で髪を切ってもらいました。美容師たちのおおらかさといったらこのうえなく、おしゃれで小柄な女性美容師たちは髪をストライプに染めていました。なかには、パリのファッションショーと趣味のゴルフについてずっと話し続けていた、ちょっと女性っぽい男性もいました。私がどんな状況に置かれているかも知らずに……。
　病魔に侵されて打ちのめされている私にとっては、ファッションショーもゴルフもまったくどうでもいいことでした。私はぐっと堪えて、ただただ早く終わってほしいと思っていました。でも、仕方がないことです。ゴルフやファッションショーについて嬉しそうに話す人が悪いわけではありませんから。
　しばらくしてから、友人に頭を丸刈りにしてもらいました。部屋の真ん中にスツールを置いて腰かけ、友人に切ってもらいました。友人も辛かったようです。こんな時には、ブラックユーモアで乗り切るしかありません。
　「どう？」と尋ねる友人に私は、「これは髪が逆立ちそうなすごい経験だわ」と、しゃくりあげながら答えました。
　友人は、私と一緒に涙を流してくれました。切り終えてから、2人で赤ワインを飲みました。死について語る私の言葉に耳を傾けてくれました。まだ生きていることに対する喜びを感じているからこそ死について語りたい、と考える私の気持ちを友人は理解してくれました。
　そして、今度はアナに説明をしなければなりません。
　「アナ、お母さんの髪が抜けはじめたの。強いお薬のせいよ。お薬が効いているという証拠なの。ガン細胞をやっつけてくれるのよ。見て、

この鬘をお母さんは被ることにするわ。夜はこれを着けたまま寝るわけにはいかないから、代わりにスカーフを頭に巻くことにするわね。このターバンを巻いてもいいわね。どう、かっこいいでしょ？」

娘はものすごい剣幕で怒りました。部屋の隅っこにあるソファに腕を組んで腰掛けていた娘は、私の姿を見たくないと言いました。娘を抱きしめたいと思いましたが、できませんでした。

こんなターバン、格好いい訳がありません。スカーフも、寝ているうちにすぐ脱げてしまいます。脱げるたびに怖くてすぐ目を覚まし、暗闇のなか、急いでスカーフを探して巻き直しました。近づいてくる娘の足音が聞こえるような気がしたのです。でも、娘はぐっすりと眠っていました。

夜に見たわ

ある朝、アナは私のスカーフを優しく外して、髪のない頭頂部にキスをしてくれました。
「髪がなくても構わないわよ、お母さん。夜に見たのよ」

それから、娘にキスをして、抱きしめてもらうたびに幸せな気持ちになりました。娘は喜びと希望を与えてくれました。ハグをしすぎではないかと思うこともありましたが、私は娘とのハグを心から求めていたのです。

「お母さん、放射線って何なの？　病院について行っていい？」
「ええ、いいわよ」

しかし、まず私自身がこの新しい世界を理解するのが先でした。放

射線治療は20回も続きました。アナは15回目の治療の時に一緒に付いてきてくれました。看護師が娘の手をとって、「お母さんは痛みを感じないのよ」としっかり説明してくれました。娘は目を丸く見開いて、じっと見ていました。

　私の友人が念のために一緒に来て、待機してくれていました。うまくいったので、私は治療を受けながら微笑んで手を振りました。自分の上に虹がかかっているような、幸せな絵を心に思い描きました。そして、愛する人々を思いました。アナ、そして私の生涯の恋人ハンス。彼は私の人生そのもので、彼のためなら死んでもいいと思っていました。そして、うつ状態で苦しんでいる私の母。神よ、母をお支えください。私の姉妹、そして信頼する友人たち。祈りは、私の日課になっていました。

　——愛をもって私とともにいてください。神よ、平和と喜びを与えてください。

　娘の８歳の誕生日を家で祝いました。いつものように、まずは子どもたちだけの誕生パーティーです。——ああアナ、これを母と祝う最後の誕生日になんかにはさせないわ。

　バースデーケーキを食べ、アナが生まれた時の話をしました。毎年の恒例行事なのですが、陣痛からはじまって帝王切開まで、アナが生まれた日のことを詳しく話すのです。今年は友達にも聞かせてほしいと言うので、みんなの前で話をしました。娘の顔を見ると、期待で輝いていました。

「どんなに嬉しかったかを話して、お母さん。お父さんがうれし泣きした時のことを……」

　涙がこぼれそうになるのをぐっと堪えました。娘を失ったらどうしようと恐れていた時のことを、突然、思い出しました。娘が小さいう

ちに私が死ぬかもしれないなんてことは想像もしませんでした。
　とにかく、私は子どもたちに滔々と話しました。もちろん、ハンスがうれし泣きをしたことも話しました。アナが生まれた時の幸せな気持ち、生まれてきてくれたことへの感謝の気持ち、子どもたちはこの壮大な物語を夢中で聞き入っていました。一方アナは、お誕生日席で得意そうな顔をしていました。
　この年は、かつてないほどたくさん話をしました。夜には私の両親がお祝いに来てくれました。アナがバイオリンで一曲披露するというので、私はピアノを弾きました。私たちは、２人一緒に何かすることができる。そんな思いで暗い気持ちも吹き飛び、喜びと誇らしさで心が満たされました。

　さらに５回の放射線治療を重ねて、1993年２月１日に治療は終了しました。スキャンでは腫瘍が見えなくなっていました。それでも考えてしまいます。どこかに転移しているのでは……？
　母が治療終了のお祝いをしてくれました──お母さん、ありがとう。ホイップクリームを使ったケーキを五つ焼いてくれたのですが、その一つを、私は一人で食べてしまいました。急に、ホイップクリームが食べたくなったのです。

誰もいない場所

「嬉しくないの？」
　放射線治療が終了してほっとした家族や友人は、私も同じように感じていると考えているようでした。不思議なことに、私には嬉しいと

いう気持ちがありませんでした。どちらかというと、空虚で悲しい気持ちに満たされていました。

治療が終わった時には、自分がどれほど悲しんでいたかを知ることになりました。例えば、夫が側にいないことがどれほど孤独で痛々しいことか、そしてどれほど先のことを不安に思っていたかに改めて気付かされました。それに、治療が終わったからといってすべて大丈夫なのか、今後も大丈夫かというと、それは誰にも分からないのです。

これまで家族や友人に悲しく不安な思いをさせたので、今度は私が元気になって、みんなを元気にしたいと思ったのですが、どうしてもできませんでした。

今度は、誰が私を助けてくれるのだろう。辺ぴな場所にある駅のホームに一人きりで立ちつくし、次々と来る電車のどれに乗ればよいのか分からないような、そんな気持ちでした。分かっていたのは、誰かに抱きしめて欲しいという気持ちだけでした。

代替医療のジャングルのなかで

3か月ごとに検診を受けるという新しい生活がはじまりました。不安と空虚感、孤独感を抱えながら、どうして医師は私としっかり話をしてくれないのだろう、どうして私をしっかり見てくれないのだろう、私の話をなぜ聞いてくれないのだろう——そんなことばかりを考えていました。

診てくれる医師は毎回違っていて、14人目の医師が出てきた時には、ヒステリックに爆発してテーブルを叩いてしまいました。日記をつけていた私は、検診のたびに違う医師の名前を書き込まなければならな

いことにうんざりしていたのです。

　たくさんの医師のうち、私の話をよく聞いてくれたのは2人だけでした。この2人は、カルテに書かれていることを大体覚えていましたし、話をする時に私をしっかりと見て、不安な気持ちや辛い気持ちをよく理解してくれました。それ以降、私の担当はこの2人の医師にして欲しいと要望しました。要望はほぼとおりましたが、そこに至るまでは必死の思いで闘っていたのです。

　私のような人間はいいのですが、テーブルを叩いたりすることができない弱い人はどうすればいいのでしょうか。ここで学んだのは、検診に行く時には、必ず友人を連れていったほうがよいということです。検診でどのようなことが話され、何が行われたのかを、一緒に見聞きしてくれる人を連れていかないと、何かあった時に私がおかしいのだろうか、と後で悩むことになるからです。

　付き添ってくれた友人たちも私と同意見で、医師たちには患者に寄り添う姿勢やコミュニケーション能力が欠けていると言っていました。

　悲しい気持ちになったり、喜んだり、気分が上がったり下がったりで、まるで私は、変わりやすいデンマークの4月の気候のようでした。癒しを求めて、問い続ける日々でした。多くの人がたくさんのよいアドバイスをくれたり、よかれと思って様々な療法をすすめてくれたりしました。鮫軟骨、ホメオパシー、食事療法、枕の下に入れる特殊な水晶、虹彩分析、オーラ鑑定などです。好意から言ってくれたことなので感謝しています。

　しかし、最悪だったのは輪廻を信じている人たちで、ガンにかかるのは前世での行いが悪かったからと言うのです！　殴ってやりたいとさえ思いました。ガンという診断を受けるだけで十分辛いのに、病気の原因がその人にあると言うなんて……どうしようもないことに「責

任を取れ」とでも言うのでしょうか。

　このようなアドバイスによって、私は逆に絶望感に襲われました。不安な心のもと、さらなるアドバイスを求めて、私は代替医療の医師であるパレ・ガズ氏を訪ねて、フュン島の南にあるトースィンゲ島（Tåsinge）にまで足を延ばしました。

　その当時は、まだ化学療法を受けている時期でした。その医師は、乳ガンと生殖器ガンにかかるのはどのようなタイプの女性かについての自説を展開していました（確か、愛情をうまく外に出すことができなかった人がかかるということでした）。

　ここで、私は得るものがありました。ゆっくり話を聞いてもらえたので、私は心ゆくまで泣いて、心の中の思いを吐き出すことができたのです。強い怒りと悲しみの感情のなかで、鬘（かつら）をはぎ取って床に投げつけ、人生で一番激しく泣きました。

　よかったです！　心が落ち着きました。お金はかかりましたが、この時に気付きました。私にできる唯一のことは、信じる心をもって運命に身を任せることだ、と。あるがままに、不安も悲しい気持ちも包み隠さずにそのままで。前向きに考えなければならないというプレッ

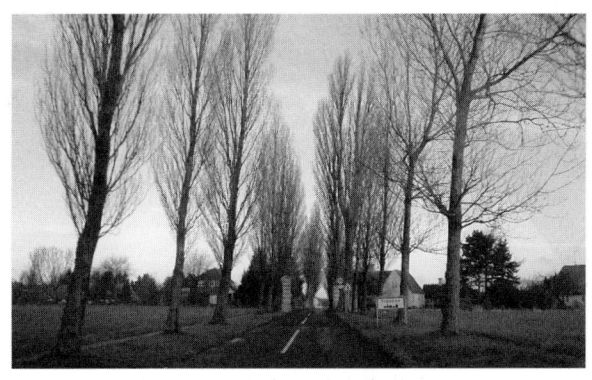

トースィンゲ島の風景

シャーに屈することなく、無理に慰めを見いだそうともせずに。自分以外の誰にも頼ることはできないのです。

絶望のなかの希望

　その頃、コペンハーゲン郊外のルングビュー（Lyngby）にあるデンマーク対ガン協会（巻末参照）で、マリアネ・デーヴィズスン・ニルスンという人がガン患者の交流グループをはじめたので、参加することにしました。

　交流グループは「ライフ・エネルギー・グループ（livsenergigruppen）」と名付けられました。ここでは、私はありのままの自分でいることができました。孤独で、不安で、悲しい気持ちを包み隠す必要はありませんでした。絶望的であることが許されたので、逆に希望を感じることができたのではないかと思っています。

　ブラックユーモアも許されていました。例えば、ウーアソン病院（Øresundshospitalet）で受けた研修で、私はまさにライフ・エネルギーを吸い取られたといった話も面白おかしく語ることができました。代替医療としてすすめられたものについて話すと、ミネラルやビタミンの名前がみんなから驚くほどたくさん挙がりました。それ以外にも、この方法で放射線治療に耐えられるかどうかが分かるとか、ガンの種類によって持つべき水晶が違うと言われたことなど、あらゆる話をしました。

　代替医療をすすめられたことによって私がどんなに傷ついたか、すすめてくれた人自身が気付いていないことを願います。気付いてしまうと、罪悪感に苛まれてたまらなくなるものだからです。ライフ・エ

ネルギー・グループの私たちは、「よく悟っていると自分で思う人ほど、他人を暗い気持ちにさせるものだ」という意見で一致しました。

いずれにせよ、同じような境遇に置かれた人たちと絶望感を共有すると、大きな希望がもてるようになりました。

「不平には耳を傾けるべきで、その内容をとやかく言うべきではない」

この言葉を書いたのは、作家のベニ・アナスン[(2)]です。この言葉に感謝しています。

ガン治療が終わってから10年目、私はデンマーク対ガン協会のカウンセラーとして働いており、患者によいアドバイスを与えるよりも、むしろありのままでいられるようにサポートし、導こうと努力しています。泣き出す人もいますし、他人に感情を見せないようにする人もいます。食事療法をしたり、タロットカードを信じたり、ヤドリギという植物でできた薬に希望を見いだす人もいます。

ガンを乗り越える道には絶対に正しいものはなく、喪失、孤独、痛みに耐えなければなりません。患者と家族が求めているものは、寄り添ってくれる人の存在や他人から尊重される気持ちであり、希望を見つけるための支援なのです。希望はそこらじゅうにあります。それをカウンセリングで毎回学んでいます。もちろん、今でも。

ガン患者のカウンセリングという仕事をなぜ選んだのか、と聞かれ

---

(2) (Benny Andersen, 1929～) 現代のデンマークで国民的な人気を博する詩人、作家。詩のいくつかは国民の愛唱歌となり、時代と世代を超えて多くのデンマーク人に読まれ、歌われている(田辺欧・大辺理恵『デンマーク語で四季を読む——デンマーク文化を学ぶための中上級テキスト集』渓水社、2014年参照)。

ることがよくあります。病気に終止符を打った私が、なぜこの仕事をしているのかと自分でも考えることがあります。おそらく、ガンと診断された人は、みな誠実で心を開いてくれるからだと思います。

命を脅かす病気にかかると、戦略的に人と接したり、人をごまかしたりするだけの余裕がありません。交流は心からのものとなり、影のなかで生命を感じ、見いだし、価値観がクローズアップされ、会話はライフ・エネルギーや人生の教訓にあふれたものになります。

そんな会話をすることで、得るものがたくさんあると思っています。そして、痛みを共有していることを知っています。昨日は私で、今日はあなたの番です。将来が確約されている人など誰もいないのです。

あなたは一人ではありません。絶望と孤独が支配するところで、希望やつながりを見いだすことは大変意義深いことなのです。

ガンとは何か

深い深い谷に架かる細いつり橋の上を、孤独に渡っているようなものです。こんな体験、しないに越したことはありません。

12 何が起こったのか

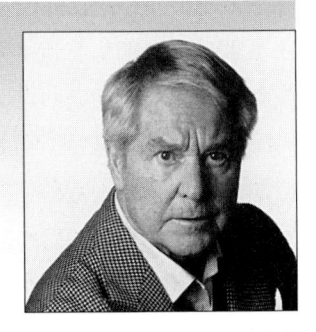

何が起こったのか

ホルガ・ユール・ハンスン（Holger Juul Hansen）
1924年生まれ。俳優、
1995年に喉頭ガンを宣告される。

妻のインゲ、我が子のクリスティーナとピーダへ

　諺に、「牧師が説教で言うほど人生は悪くない」というのがあります。この言葉は、前向きな内容の本書にぴったりのものですが、文章にもう少し別のニュアンスを加えようと思います。まずは、カイ・モンク(1)が詩のなかで語った言葉ではじめましょう。

　これは、カイ・モンクの生まれ故郷であるデンマーク南部のロラン島（Lolland）に自生しているアネモネをユトランド半島西部の荒野に植えたところ、厳しい環境にもかかわらず根付いて力強く成長し、それを見た彼が発した言葉です。

---

(1) （Kaj Munk, 1989〜1944）デンマークの作家、牧師。作品『Ordet』（デンマーク語で「言葉」の意味）は映画化され、『奇跡』（監督：カール・テオドール・ドレイエル）という邦題で日本でも公開された（1979年）。第2次世界大戦中のナチス・ドイツ占領下のデンマークで、レジスタンス運動にかかわっていたカイ・モンクは、1944年にナチス・ドイツの命令によって暗殺されている。

「いったい何が起こったのだろう」[2]

アネモネは新たな地で力強く根付いたわけですが、私たちが重篤な病気に侵されるといったいどうなるのでしょうか？ 最初に思うのは、「まさか自分に起こるとは思わなかった」ということでしょう。自分に関係ないと考えるのは間違いです。ただ、このような重篤な病気にも、後々、よい経験につながる種が秘められているものです。冒頭の言葉には説明が必要でしょう。まずは、私のガン克服体験について順をおってお話していきます。

1993年秋、私はいつものように多忙を極めていました。誰よりも早く起きて、誰よりも遅く寝ていました。自分の体力は無限で、自分の健康は当然のものだと考えていました。今でもそのように考える傾向があるのですが、病気を経験したことで多くのことを学んでいます。病気によって得られた「よい経験」というものがあることをお分かりいただけるでしょうか。

とにかく、毎日忙しくしていました。当時、ラース・フォン・トリアー[3]監督の映画『キングダム[4]』でアイナ・モースゴー教授役を演じていた私は、朝早くに起きて、撮影所と王立病院に通う日々を過ごしていました。撮影が終わると、妻のインゲと子どもたちが待つ我が家に急いで帰り、食事をすませると、夜の舞台に出るために劇場に向かうという毎日でした。

舞台を終えて真夜中に帰宅すると、家で夜食を食べるという楽しいひと時がありました。それは本当に貴重な時間でした。最後の一口を食べ終わると、また次の日の仕事のために準備をしなければならなかったからです。

十分な睡眠などとれるはずもなかったのですが、それでも自分は頑強な身体をもっているのだと信じ込んでいましたので、別段なんとい

うこともありませんでした。1940年代に演劇学校を修了してからずっとこのような生活だったので、慣れてしまっていたのでしょう。

　ところが、1993年の冬のある日、突然、私という「機械」の調子が狂いはじめたのです。当時、忙しい日々を送っていた私は、いつもと違

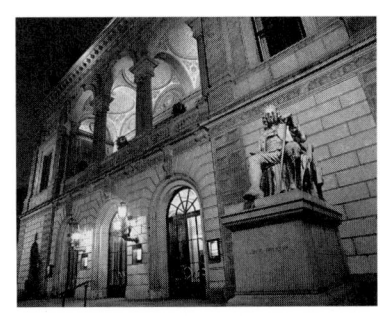

デンマーク王立劇場（撮影：Thomas Nykrog）

う兆候があっても気に掛けずにいました。ところが、『キングダム』の撮影が終わった12月、次の作品の準備がはじまり、クリスマスイブまであとわずかという時にひどいインフルエンザにかかってしまったのです。

　少し休んだ後、また舞台に戻りました。声の調子はましになっていましたが、再び時間に追われる毎日となったのです。タレイアの世界(5)はそういうものだったのです。

　舞台の初演となり、全国で数百公演をこなすというツアーがはじまりました。5月になってやっと舞台が終わったのですが、声の調子が

---

(2) カイ・モンクの詩「青いアネモネ（Den blå anemone）」は、この1節からはじまっている。
(3) （Lars von Trier, 1956〜）世界的に有名なデンマークの映画監督。デンマークで1995年に起こった「ドグマ95」という映画運動の中心人物で、独自の映画の世界を切り拓き、デンマーク映画に対する世界の関心を集めた。『キングダム』のほかに、『奇跡の海』（1996年）、『イディオッツ』（1998年）、『ダンサー・イン・ザ・ダーク』（2000年）、『ドッグヴィル』（2003年）など多数の作品がある。
(4) 原題は『Riget』。デンマークのテレビドラマ。1994年に国内で放映され（『キングダム2』は1997年）、大ヒットした。『キングダム』という邦題で日本でもテレビ放送され（1995年）、DVDも発売されている。
(5) （Thalia）ギリシャ神話の喜劇を司る女神のことで、筆者は演劇界のことをこのように表現している。

さらに悪化していたのです。しばらく休めば調子が戻ると楽観的に考えていたのですが、そのうち、牧師の説教のように事態は悪化しはじめ、声はますます出なくなってしまったのです。とうとう、王立病院の著名な医師ポウル・ブラトラウ教授に診てもらうことになりました。

初診の結果はあまり悪くなかったのですが、精密検査をすることになりました。それから6か月間は、声帯の生体組織検査［11ページ参照］を5回繰り返すこととなりました。相変わらず楽観的に考えようと心掛けていたのですが、その間にも調子は悪化し続けたのです。1995年の早春、最後の検査結果が出ました。

明確な診断

誰にでも、人生のなかで忘れられない瞬間があるものです。その日が、私にとって忘れられない日となりました。

ポウル・ブラトラウ医師を信頼していた私は、いつも安心して診察を受けることができました。私の人生を大きく変えることになったこの日も、落ち着いた気持ちで診察にのぞんだわけです。私は傲慢にも、自分は仕事柄、状況判断が得意であるし、そうでなければ俳優の仕事などできるわけがない、などと考えていました。そんな考えのもと、ポウル・ブラトラウ医師の診察室の椅子に座りました。

診察はいつもどおり進み、警告ランプはまだ点灯していませんでしたが、間もなく点灯するのではないかとも感じていました。あれこれ話をしたあと、医師は私を見て、穏やかで優しい雰囲気と、この分野の権威者がもつ威厳を漂わせながらこう言いました。

「最後の検査の結果、ガンであることが分かりました」

医師は、何事もないようにさらっとら、しかしはっきりとそう告げたのです。時間が止まったように感じました。それとも、時間が目にも止まらぬ早さで流れていたのでしょうか。
　ガンだって！　私の病名がガンというのか！
　ガンについては、さんざんいろいろと聞かされてきました。もちろん、ほとんどが悪い話ばかりで、最終的には死に至るというものです。頭の中で様々な思いが交錯しました。そして、混乱したモザイクのような記憶がよみがえってきました。
　子どもの頃、兄が溺れかけたシーンが浮かんできました。ずいぶん経ってから兄は、救出されるまでの間に頭に浮かんだシーンについて話してくれました。旅行から電車で帰る兄を、母が駅のホームまで迎えに来て、立っていたけれども、兄は電車に乗っていなかったというのです。どうしてこのようなシーンが兄の頭に浮かんだのかは分かりません。ただ、混乱したモザイクの記憶の一つでした。
　少し間を置いてから、やっとの思いで私は医師に尋ねました。
「それで、どうなるのですか？」
　答えは、予想どおり放射線治療でした。「目の前にあることに全力で取り組みなさい」とは、ビョーンスチャーネ・ビョーンソンの言葉[6]です。
　次にしなければならなかったのは、私の家族に病気のことを伝えることでした。これまで何度も王立病院で検査を受けてから家に帰り、その結果について話してきましたが、この日は違います。これからはいつもと違う生活が待っているということを、どのように伝えればい

---

[6] （Bjørnstjerne Bjørnson, 1832〜1919）ノルウェーの作家。1903年にノーベル文学賞を受賞した。ノルウェー国歌『我らこの国を愛す（Ja, vi elsker dette landet）』の作詞者としても知られている。

いのか。家に向かう途中、何度も車を道の脇に止めて考えましたが、やはりよい伝え方は思い付きませんでした。

　途方に暮れてしまいました。いろいろな考えが頭に浮かぶものの、どれが正しいやり方なのかが分からなかったのです。子どもの頃ボーイスカウトに入っていたのですが、元気なボーイスカウトのリーダーでも、家族を前にしたらどう言えばよいか分からないだろうと思いました。結局、私は、ガンと診断を受けたことを明るく家族に話しています。

　そして、王立病院の39号棟に行く日がやって来ました。2フロア下に行くと、放射線治療室があります。もう一度検査をしてから、放射線治療担当のリスィ、ビアデ、リスベトと出会いました。3人の素敵な女性は、33回にわたる放射線治療で私の命を救うという大切な任務を果たしてくれた人たちで、その素晴らしい人間性に私は魅了されました。彼女たちは、私と妻の両方をずっと支えてくれたのです。そして私の妻も、「地下」の放射線治療に毎回必ず付き添ってくれました。

　最初は治療による変化がほとんどなかったのですが、しばらくすると影響が現れはじめました。最新の科学技術による治療を受けるのですから、影響が出ない訳がありません。

　初めて影響を感じたのは食事の時でした。放射線がガン細胞を攻撃すると、健康な細胞にも影響が出てくるのです。驚いたのは、スナップス(7)をちょっと飲んだ時、塩化アンモニウムと間違えたのかと思うほど変な味がしたのです。酒好きの人は気にしないかもしれませんが。

　いずれにせよ、放射線治療を受けることは確かに面白いことではありません。ただ、この治療が辛いと強調する人が多すぎると思います。たとえ辛くても、治療の効果を考えると、受ける価値がある治療なのです。明日、またどこかで新しい人が放射線治療を受けなければなら

ないのでしょうが、辛いことばかり語るのはよくないと思います。

　何事であれ終わりがあるもので、ようやく33回の放射線治療が終わりました。それは嬉しいことでありましたが、支えてくれた3人の素晴らしい女性に別れを告げるのは辛かったです。

　次のステップに進むことになり、王立病院の優秀なスタッフの一人、医長のハネ・サン・ハンスン医師が担当医となって、定期的に診察を受けることになりました。ちなみに、この頃には声がほとんど出なくなっていました。役者にとっては辛いことで、言ってみれば、ピアニストが指を奪われるようなものでしょう。

周囲の助け

　しかし、未来には光があったのです。私の声が前のように戻るかどうかは定かではなかったのですが、決して希望を捨てず、演劇学校のスピーチの授業で習ったことを私は思い出すようにしていました。「ただやってみる」ということだけです。丘の頂上には到達しないかもしれませんが、上のほうへ進んでいると考えることにしました。

　何年か休んだ後、また役者の世界に戻ることができました。私ももちろん努力をしましたが、医師や治療に携わってくれた人々の仕事や才能のおかげです。ここに、感謝の気持ちを記させていただきます。

　身内のことになりますが、私を支えてくれた周囲の人々、とりわけ妻のインゲと子どもたち、クリスティーナとピーダには感謝しています。改めてこのように書くのは、患者の日常生活において、前向きで

---

(7)　(snaps) ジャガイモや穀物からつくられる蒸留酒。

楽観的な態度で接してもらうことがどれほど重要かを強調したいからです。というのも、私が家族から受けたこのような気配りを経験することがなく、精神的に参ってしまう人々にも出会ったからです。

インゲには、それ以外の面でも助けてもらっています。インゲの健脚は王立バレエ団のソロダンサーとしての輝かしいキャリアを生み出してきたのですが、彼女はさらに、他人を癒す素晴らしい手も持ち合わせていたのです。インゲが中世の時代に生まれていたら、魔女狩りのように火あぶりにされていたのかもしません。読者のみなさんは、黒魔術[8]の話でもしているのかと思うかもしれませんが、そうではありません。インゲはリンパ・マッサージを学び、手を使ってマッサージし、身体のリンパ腺に酸素を供給する手技を身につけたのです。

私の首の腫れがひどくなってきた時にインゲは、リンパ・マッサージを施してくれました。毎日施術してくれたので、しばらくすると腫れが引きました。その程度のことは大したことではない、と言う人がいるかもしれませんが、インゲの「ハンドパワー」なしでは私は生きられなかったと思っています。

「このような重篤な病気にも、その後、よい経験につながる種が秘められている」という主張をするために、長文になってしまいました。ご容赦いただきたいです。私の場合、この「旅」によってたくさんのものを失いましたが、得たものもあります。今、私はささいなことで喜びを感じることができますし、少しくらいのことでは落ち込まないようになりました。病気と引き換えに得るものとしては、決して悪くないと思っています。

---

(8) 他人に危害を与えるなど邪悪な意図のために行う魔術のこと。

13 いつもの毎日に戻る

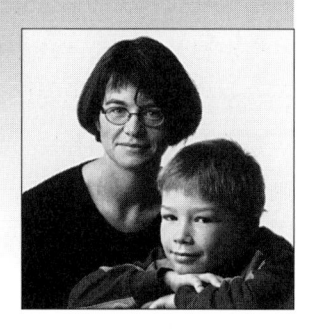

ヘレ・モルドロプ（Helle Moldrup）
1965年生まれ。教師、
1996年に白血病を宣告されたヨーナタン（Jonatan）の母。

　ええ、喜んでお話しします。私の息子は、6年前に白血病と診断されました。不安な気持ちと同時に、心の中には希望もありました。あれ以来、人生がすっかり変わってしまったことも含めて、すべてお話ししたいと思います。

　10月のある日のことでした。寒い季節が近づき、木々の葉が落ちはじめました。そのずっと前から体調を崩していたヨーナタンは、顔色が悪く、元気がないうえに咳も止まりませんでした。私は育児休暇から復職したところだったので（ヨーナタンの弟ベンヤミーンは当時生後10か月でした）、仕事を休むことが難しく、ヨーナタンの調子が悪い時には、医師の所まで夫に連れていってもらっていました。

　何かがおかしいことは分かっていました。医師も、夫のオーレも、私を安心させようとしてくれたのですが、不安が募るばかりでした。

　ある時、保育所から電話があり、ヨーナタンが首筋の痛みを訴えているということでした。髄膜炎ではないかと思って病院に連れていきましたが、しっかり検査をすることもなく家に帰されました。私は、

ヨーナタンの診察をした医師に対して強い怒りを覚えました。
　何かおかしいことにどうして気付かないのか？
　私が抱いている不安に対して、どうして真剣に耳を傾けないのか？
　息子が指示どおりにしないからといって、どうして怒るのか？

　当時、他人には文句を言わないという「常識ある人間」であった私は、怒りを自分のなかに留めるように努力しました。その後、病院で様々な経験をするようになってからは他人にクレームをつけるようになり、自分自身をヨーナタンの弁護士と思って、社会の制度と向き合って闘うようになりました。
　1週間後、ヨーナタンの調子がひどく悪化したので、かかりつけ医に来てもらうよう電話をしました。医師はヨーナタンを見るや否や、「入院が必要だ」と言いました。
　明らかに、どこかが悪かったのです。救急車で病院まで運ばれたのですが、その時、やっと私の話を真剣に聞いてもらえたと感じました。同時に、これからどうなるのだろうという不安感も芽生えました。その日のうちに多くの医師が入れ替わり立ち替わり来て、結局、私たちは別の病棟に移されました。この時、父親のオーレが末っ子のベンヤミーンを連れてきています。
　私たちの身にたくさんのことが起こっているにもかかわらず、どうしても現実のこととは思えませんでした。唯一、私がよく覚えているのは、ヨーナタンのうつろな目つきでした。あまりにも具合が悪くて、採血する時だけでなく、どんな処置にもまったく反応しませんでした。その日の夜遅く、小児ガン病棟から医師と看護師がやって来ました。
　「ヨーナタンの血液中のヘモグロビン値が異常に低いのです。いろいろな病気が考えられますが、最悪の場合は白血病かもしれません」と、

言われました。次の日に結果が出るということでした。
　その夜のことははっきりと覚えています。ヨーナタンの病室で夫とともに私は座っていました。ヨーナタンは真っ白なベッドの上で眠っていたのですが、ベンヤミーンは床の上で遊んでいました。誰も言葉を発しませんでした。外の世界では様々なことが起こっていたのでしょうが、この小さな病室では時間が止まってしまっていたのです。
　私たちは現実の世界から「降りて」しまった訳ですが、またすぐに「乗り込む」ことになるということは分かっていました。話すことはたくさんあるはずなのに、誰も話す必要性を感じませんでした。
　まだ4歳の、最愛の息子ヨーナタンがガンを患っていることは疑いようのない状況でした。夜遅くなって夫がベンヤミーンを連れて家に帰った後、私はヨーナタンのベッドに横になりました。看護師がやって来て、「よかったら話をしましょうか」と言ってくれましたが、私は一人になりたかったので断りました。
　感じていたのは、悲しみと痛みだけではありません。痛みのなかに、安堵の気持ちもあったのです。息子が命の危険を伴う病気に侵されているということに対してではなく、やっと真実を知ることができるということに対しての安堵感でした。ここで私が学んだのは、最大の敵は「不安感」ではなく「不確実性」であるということでした。
　翌日、やって来た夫と一緒にヨーナタンの検査結果を聞きました。結果は、私たちが直感的に感じていたとおりの内容で、ヨーナタンは小児ガン病棟に移ることになりました。最初に入った病室には、ヨーナタンと同じ年頃の髪のない男の子が入院していましたが、その子どもが元気に跳ね回っていたことに私たちは驚きました。
「そのうち、いつもの毎日に戻りますよ」
　男の子の母親が私たちに言いました。その後も、この言葉を私は何

度も思い出しています。この小さな髪のない元気な男の子が、混乱のなかにいた私たちに最初の希望を与えてくれました。

混乱のなかで

　最初の頃、夫婦ともに休暇をとっていたので、日常と変わらないのは、ベンヤミーンを保育所に送迎することだけでした。実は、ヨーナタンの病気のことを初めて話したのは保育所の保育士さんたちだったのです。私たちの話をよく聞いてくれましたし、私たちがピリピリしているなかでベンヤミーンに安心感を与えようと努めてくれましたので、とてもありがたかったです。

　不安感と闘うための最高の武器は、誰かに話をして、答えを得ることだと、私はしばらくして気付きました。自分の心の中にある不安や恐怖を、友達や夫、同僚に話すと心が解放されたような気がしました。不安を言葉に表すのが大切なのです。同様に、私は「危険」なことに

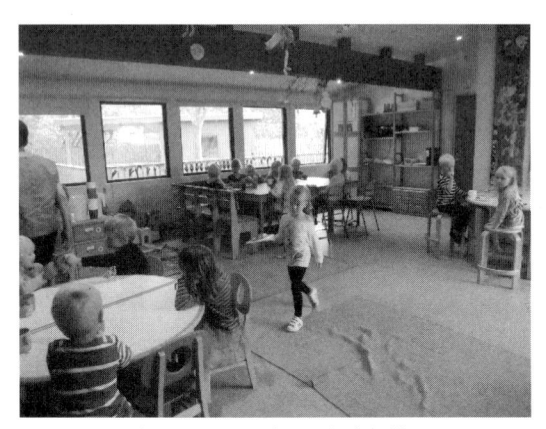

デンマークの保育所の保育の様子

ついても尋ねるようにしました。ヨーナタンが生きる確率はどれくらいなのか、正確に知りたかったのです。

想定される最悪の事態に自分を慣れさせることで、少し気が楽になりました。死を直視する勇気をもとうと訓練をしていたのかもしれません。不安と闘いながらも、ヨーナタンが元気になると信じていました。とはいえ、心から安心できるだけの気持ちにはなれませんでした。なぜなら、治療中、ヨーナタンが感染症にかかることもあったからです。

最初の数か月は、ほとんど病院で過ごしました。小児ガン病棟が私たちのセカンドハウスになったのです。まず、夫が休暇をとって病院に泊まり、次に交代して私が休暇をとるというやり方を選びました。病棟に付き添っている人のほとんどが母親でしたが、私たちは父親のオーレがヨーナタンに付き添うことが最良だと考えたのです。まだベンヤミーンに母乳を与えていましたし、しばらくはヨーナタン以外のことも考える時間を確保して、少しずつヨーナタンをフルタイムで看病できる状況に移行したかったのです。

当時、家と病院は大して離れていなかったので、家族4人で過ごす時間はたっぷりとありました。振り返ってみると、最初の半年は家族以外の人に会うことがなかったように思います。友人の多くには小さな子どもがいたので、近づくとヨーナタンに何かが感染する可能性もあったので、家族以外の人とはあまり接触しなかったのです。

両親や兄弟姉妹に看病を頼んで息抜きをする親もいましたが、私たちはそうしませんでした。実は、子どもの側にいてあげたいという気持ちと、息抜きでどこか違う所に行きたいという気持ちの両方があったのですが、今考えると、誰かにお願いして息抜きをすべきだったのかもしれません。しかし、当時はそれができなかったのです。

ヨーナタンは、すぐに薬を飲むのが上手になりました。かわいそうなことに最初は、私たちのどちらかがヨーナタンを押さえつけ、もう一方が口の中に薬を押し込んでいたのです。吐き出してしまうことが多かったので、そんな時は、また最初からやり直しとなりました。

　私は、無力感と絶望感でいっぱいでした。薬を飲まなければ死んでしまうのですが、それでも、このような強引なやり方で薬を飲ませることが、長期的に見てヨーナタンにどのような影響を与えるのか不安だったのです。もちろん、私たちは４歳のヨーナタンに理解してもらおうと説明をしています。分別のある子どもで、私たちが言うことに従おうとしていたのですが、薬への拒否感によってこのようになってしまったのです。小さな子どもには、筆舌に尽くし難い状況でした。

それまでとは違う毎日

　最初の数か月の混乱から、間もなくして日常が戻ってきました。同じ病室にいた母親が言っていたように、「いつもの毎日に戻った」のです。でも、それまでとはやはり違う毎日でした。

　私たちの会話の内容は、「白血球」「紡錘細胞」「血小板」など病気に関するものばかりになりましたし、白血球分類、化学療法、体重表、ガンの種類による様々な治療法についても詳しくなりました。

　もちろん、病院に来ている親たちとも親しくなりましたし、良くも悪くもそれが日常になりました。新しい世界に入ってしまった訳ですが、古い世界との接触がないわけでもありません。一時的に、古い世界から離れているだけのことでした。

　ヨーナタンは、様々な治療法によって様子が変わりました。ビンク

リスチン⁽¹⁾という薬の副作用で脚の神経に障害が出て、這うことも歩くこともできなくなったのです。そのため、家にいる時にはずっとリビングルームのソファで過ごしていました。

　病気になる前、我が家にはたくさんのルールがありました。子どもはビデオを見てはならず、純粋な子ども番組だけならテレビを見てもよい、というのがその一つでした。しかし、ヨーナタンが病気になってからすぐに、そのようなきれいごとのルールは意味をもたないことに気付きました。家族4人は、ヨーナタンが生きるか死ぬかの問題に直面しているのです。それで、ビデオ鑑賞はヨーナタンにとって大切な日常の一部になりました。

　同じように、ヨーナタンの食事における好き嫌いについてもとやかく言うことをやめました。ヨーナタンが鯖(サバ)を食べたいと言い出したので、夜わざわざ買いに行ったこともあります。髪の毛が抜け、やせ細ったヨーナタンは胃腸の働きが悪くなり、口内炎ができ、プレドニゾロン⁽²⁾の副作用で気分の浮き沈みが激しくなっていました。当時のヨーナタンの様子を思い起こすと、羽のないひな鳥のようでした。ひな鳥のような息子を、私は巣の外の世界から守らなければならなかったのです。

　このようにして、病気になる前とはずいぶん違う日常を私たち家族は送っていました。それでも私は、自分たちがどうしてこんな目に遭わなければならないのかと考えたり、自分たちの運命に怒りを覚えたりしたことはありません。

　そのことが、周囲の人々を驚かせたようです。私は、ヨーナタンの

---

(1) ニチニチソウという植物の成分から生まれた抗がん剤。血液のガン、つまり白血病などの治療に使われている。
(2) 合成副腎皮質ホルモン製剤。

病気を偶然に起こった出来事ととらえていたのです。偶然の出来事であれば受け入れなければならないし、逆らうものではありません。自分のエネルギーをヨーナタンの命を救うことにかけていた私は、偶然に逆らうことをしませんでした。

周りにいた子どもの死

とはいえ、受け入れられないことが一つありました。どうしても慣れることができなかったのは、病棟にいたほかの子どもが亡くなることです。ある時期、たくさんの子どもが続けて亡くなったことがあります。そんな時は、家から病棟に向かう場合に妙な感覚に襲われました。入院してからずいぶん経ってから日常的な不安感に苦しめられることはなくなっていたのですが、誰かが亡くなるたびに、またその不安感が戻ってきたのです。それぞれの子どもの死に対して、悲しみを感じるだけではなく、ヨーナタンの病気が死に至るものであることを改めて思い出してしまったのです。

誰かが亡くなったからといって、それがヨーナタンの死には何ら関係しないということは分かっていましたが、不安感というものは理性を超えるのです。ヨーナタンと同じタイプのガンを患っている子どもの状態が急激に悪化して、亡くなった時は最悪な状態でした。生存率100％であると信じていた私は、最高峰の山を登ろうと細いロープに必死でしがみついている登山家のように思えました。

突然、ロープが切れると、あっという間に落下してしまうのです。それまでも不安感は嫌というほど感じていましたし、見通しは明るいと言われても、ひょっとしたらヨーナタンを失うことになるかもしれ

ないということは分かっていました。それが、ほかの子どもの死によって、ヨーナタンの死があまりにも現実味を帯びて私に迫ってきたのです。

治療が続いた２年半の間、私たちはほぼ周囲から孤立した状態で過ごしてきました。それだけに、みんなで買い物に行くことや、友達の子どもが遊びに来てくれることを楽しみにしていました。

失ったものはたくさんありましたが、よい思い出もたくさんあります。子どもが池に石を投げ入れるのを見て喜びを感じることもありましたし、よい日が一日でもあると喜びを感じられるようにもなりました。「こんなに健康な子どもが２人もいて、私はなんて幸運なのでしょう」と思ったこともあります。

現在、私は３人の素晴らしい子ども（妹のアンナも生まれました）に恵まれて、満ち足りた気持ちで日常を過ごしています。明日、すべてがまったく変わってしまうかもしれないことも分かっています。どんなに問い掛けても、明日がどのような一日になるのか知ることなどできません。そのような不確実なことを、私は受け入れなければならないのです。ヨーナタンが病気になってから、私の人生は変わってしまいました。

ヨーナタンが病気になってから６年が過ぎました。元気な男の子で、外から見ると何の問題もなく、ほかの男の子とまったく一緒ですが、その短い人生のなかで、ほかの子どもが知らないような重荷を抱えてきた自らのことをよく理解しています。

ヨーナタンは定期的に病院に通って、モーンス医師に診てもらっています。モーンス医師にはずっとお世話になっており、私たちにとっては言葉に言い表せないほど大きな支えとなっています。また、H2

病棟で知り合った家族とは今でも連絡を取り合っています。
　ヨーナタンの病気は、これからもずっと私たちの生活から切り離せないものとなるでしょう。弟のベンヤミーンは、家族が危機的な状況に陥った時に乳幼児期を過ごしていたので、精神的に大きな影響を受けています。
　日々を過ごすなかでヨーナタンが患っているガンのことを考えることはあまりありませんが、ヨーナタンのインフルエンザが長引くだけで、小さな妖精が箱の中からひょっこりと姿を現すかのように不安感が現れてきます。その不安感をうまく飼い慣らして受け入れるようにすることはできますが、残念ながら征服することはできません。いえ、できればそうしたいのですが……。

ガンを患って強くなった

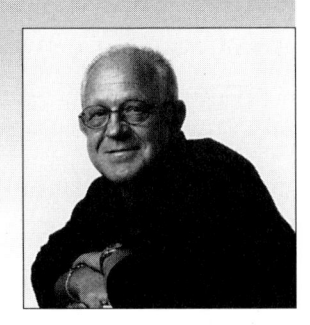

ジョン・ピーザスン（John Pedersen）
1946年生まれ。家具コンサルタント、2000年に腎臓ガンを宣告される。

2000年12月21日のことをはっきりと覚えています。その日は、片方の腎臓がガンに侵されていると告げられた日です。腎臓摘出しか選択肢がありませんでした。手術後に、化学療法などの辛い治療を受けずに済むのかどうかについては分かりませんでした。

闘病期間は大きく二つに分けられます。境目となるのは手術をした日で、手術前は先行き分からず辛かった時期だったのですが、手術後は希望に満ちたよい時期でした。

すべてのはじまりは、2000年11月末のある夜でした。ベッドに入り、いつものように身体をストレッチしていました。手を胸からお腹にかけて伸ばしたところ、お腹の一部が異様に膨らんでいることに気付きました。

ちょうどかかりつけ医の所に行く予定があったので、妻と相談して、医師に腹部も診てもらうことにしました。私の腹部を圧迫して触診した医師は、「腹部の器官が腫れている」と言いました。

「病院に紹介状を書きますので、検査してもらってください。『腫瘍

の疑いあり』と書くと早くスキャン検査をしてもらえるのでそう書きますが、安心してください、きっと違うと思いますから」

　医師の言葉を信じて診療所を後にしました。しかし、通りに出るとすぐ、思わずタバコを取り出してしまいました。「腫瘍」という言葉を医師が口にしたのですが、それを聞いた私は奇妙な感覚に陥ったのです。40年間にもわたって喫煙を続け、ほかにも悪い生活習慣をもっていましたが、生まれてからこれまで病気にかかったことがなかったのです。

　12月半ばにスキャン検査の日がやって来ました。病院のベッドに横たわり、とても親切で感じのよい女性看護師が検査をしてくれました。

　検査の最中、彼女が「確信がもてないことがあるので医師を呼ばなければなりません」と言いました。やって来た医師がスクリーンを一瞥した途端、明らかに何か問題を見つけたような表情をしました。レントゲン医師が呼ばれ、スクリーンを見て同じような表情をしました。すぐに精密検査をしなければならない何かが見つかったようでした。

　その間、私はずっとベッドに横たわり、何が起こっているのかよく把握できないままに、バタバタと忙しく動き回る医師たちを見ていました。まったくもって、フラストレーションの溜まる状況でした。最初に診てもらった医師は「何も問題ない」と言っていたのに……。

　どうも時間がかかりそうでした。周囲の人々の様子は少しずつ落ち着いていきましたが、私の不安は募るばかりでした。すぐに、あの不快なCTスキャン検査を受けることになりました。

　検査が終わって服を着て、医師たちが検査結果を確認するのを待ちました。知りたがりの私は、スクリーンの見える所までこっそりと移動して、「何が見えるのですか？」と一人の医師に尋ねましたが、規則で今は答えられないということでした。

その答えで、大体のことが分かりました。一人の医師がすべての検査結果に目を通し終わるまで、誰も何も言ってはいけないようでした。奇妙な感覚を胸に抱き、これからどうなるのだろうかと心配しながら病院を後にしました。

いつか治る日が来るのだろうか？ 家に着くと、心の中に疑問があふれ出しましたが、誰も答えてくれません。

正直に言うと、私はその日一日ほとんど激しく泣きじゃくっていて、妻が私を慰めていました。子どもが成長して、家族団欒を味わえないなんてあんまりだと思いました。それに、孫の顔も見ることができないなんて……。

私の人生は、すでに最悪の状態に陥ってしまいました。すっかり打ちのめされたわけです。母もガンで亡くなったのですが、最後はとても苦しんだことを思い出してしまいました。

診断

数日後、妻と私は病院に呼び出され、片方の腎臓にガンが見つかったと聞かされました。後日、手術を担当する医長と話すことになりました。その後、さらに検査を受け、片方の腎臓を摘出したとしても、残りの健康な腎臓が失われた分の機能も代替すると聞きました。

医長と面談する日になりました。医長は歯に衣着せぬ物言いをする人で、「片方の腎臓を摘出する必要があり、手術後にはおそらく治療は必要ないだろう」とはっきり言いました。手術日の候補を二つ提示された私たちは、近いほうの日を選びました。

話が終わって医長が出ていくと、看護師長が戻ってきました。その

時、妻は完全に頭が真っ白になっていました。医長の話を聞いていた妻ですが、私のガンはもう手の施しようがないと解釈してしまったようです。このような重要な話を聞く際には、必ず看護師に同席してもらって、医師の話を分かりやすく説明してもらい、慰めてもらう必要があると私たちは思い知りました。

　医長が言ったのは、妻の解釈とはまったく違っていて、ガンは他の器官に転移していないので、手術が終わったら以前のように元気になるということだったのです。

　手術は、2001年1月5日に行われることになりました。検査をしている時に限らず、私はずっとフルタイムで仕事をしていたのですが、幸い職場には理解があり、同僚も上司も大いにサポートしてくれました。体調に合わせて仕事を休んでいい、と言ってもらい、回復するまで休んでから戻ってくればよい、いつでもポストは空けておくから、とも言ってもらえました。

　ガンと診断された時から手術に至るまでの期間が最も辛い時期で、心を強くもっていなければ挫けてしまいそうでした。この時期に妻と私は、「鎌を持った男」つまり病気が私のもとに訪れてから起こったことすべてについて、また病気について、そして回復する可能性や病気の原因など様々なことについて話をしました。もちろん、娘やほかの家族に、「もし、助かったらタバコをやめる」と約束しました。助からない可能性もあったのです。

　2000年12月21日から2001年1月5日までが、これまでの人生のうちで最も長い2週間でした。クリスマスは家族のもとで過ごしましたが、やはり気分がすぐれませんでした。大晦日には仲のよい友人の家に招かれたので遊びに行きましたが、それがエネルギーと気力の限界でした。

手術の前日、言われたとおり病院に行っています。ここから、上向きとなる時期がはじまりました。次の日、手術を受け、病室に運ばれました。目が覚めた時、最初に目に飛び込んできたのは妻と娘の姿でした。痛みがひどかったのを覚えています。鎮痛剤を服用することになりましたが、それ以外、その日に起こったことはほとんど覚えていません。

その後、入院する病室に運び込まれたようです。様々な機器につながれている状態は不思議な感覚がしました。身体を動かすことができず、ほんの少しの寝返りを打つこともできませんでした。病院のベッドは快適と呼べるようなものではありませんでした。一日のほとんどを横たわって過ごさなければならないのに、それは……ひどいものでした。家具業界で働いていただけに、そのマットレスは廃棄すべき時

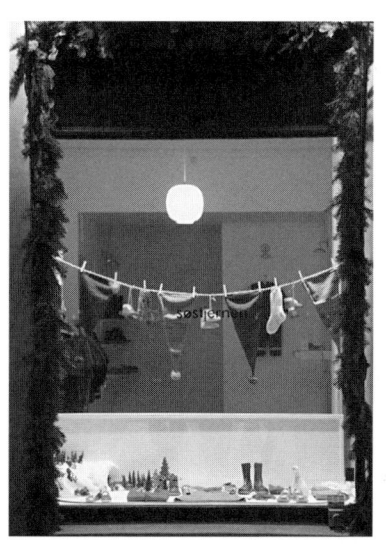

クリスマスのショーウィンドウ（撮影：Kim Wyon）

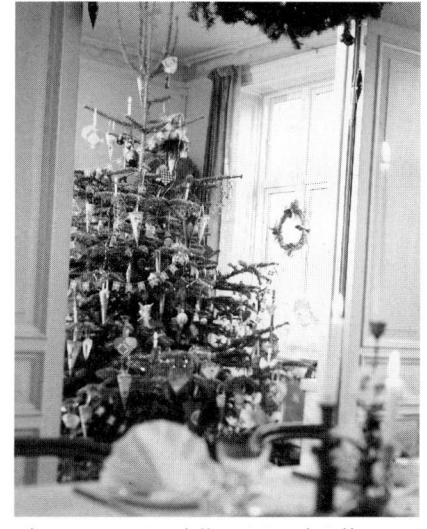

デンマークでは、本物のモミの木を使ってクリスマスツリーを飾ることが多い（撮影：Kristian Krogh）

期に来ていると感じました。

　次の朝、看護師がやって来て、ベッドから起きて散歩に行きましょうと言ってくれたのでほっとしました。このベッドから離れられるなら……と、痛いのを我慢して起き上がって歩行器の所まで歩いていきました。

最高の説明

　手術後に初めて散歩をした時、順調に回復していることが分かり、事後の治療が必要ないことも感じました。「傷口がふさがると退院してもよい」と、告げられました。私にとっては最高に嬉しいことで、聞いた時、大喜びしてしまいました。

　一日一日と日々が過ぎていったわけですが、私はタバコを吸っていません。喫煙スペースに向かうことができなかったこともありますが、家族との約束があったからです。病院からもらったニコチンパッチを試しましたが、あまり効き目がなく、結局辛い思いをして禁煙をしました。

　10日後、退院することになりました。病院を出て元気になるということは、また違った不思議な感覚でした。1か月半あまり家でゆっくりと静養し、その後、仕事に戻ってフルタイムで働きはじめましたが、かつてよりかなりセーブして仕事をしました。

　復職後の、同僚の気遣いには大いに感謝しています。私の身体を配慮して、仕事の負担がかかりすぎないように取りはからってくれました。今は完全に元気になって、以前と同じように何でもできるようになりましたが、ここまで来るには強い意志が必要でした。

先にも述べたように、私は禁煙をしたわけですが、実はタバコの味とともに、タバコを吸う楽しさも忘れた訳ではありません。でも、後戻りはできません。ただ、タバコをやめると体重が増えるので、服のサイズに困ることになります。クローゼットに吊るしていた新品の服を着ても身体に合わず、しわだらけになるのです。
　この困った問題をどのように解決しようか考えた結果、体重を減らすために新しい自転車を購入しました。義務としてではなく、自ら進んで運動として自転車に乗るのです。自転車が好きになるよう、夏も冬も週に２〜３回、１〜２時間ずつ自転車に乗っています。

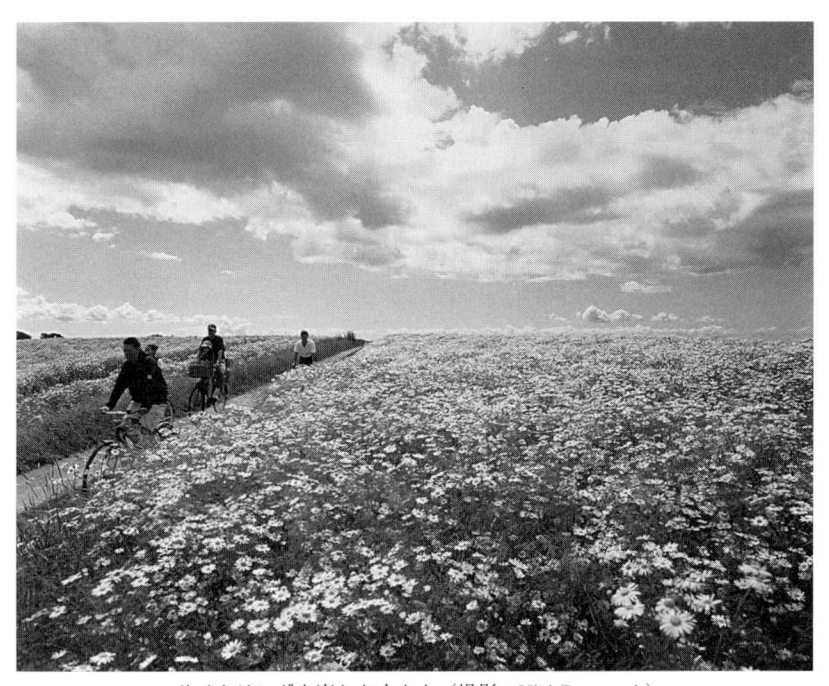

サイクリングを楽しむ人たち（撮影：VisitDenmark）

手術後、3回検査を受けましたが、すべて結果に問題はありませんでした。ガン患者は、5年の間、半年ごとに検査を受けることができるというのはよいシステムだと思います。
　悪い検査結果が出るのではないかと心配したことはありません。このような状況では、問題を早期に発見できるほうが、放置するよりはよいということを忘れてはいけません。もっとたくさん検査を受けることができるのであれば、是非そうしたいくらいです。半年ごとの検査でビクビクしていてはいけません。
　私の闘病生活はとてもよい形で終わりを迎え、この経験によって自分が強くなったと感じています。それに、物事の見方もずいぶん変化しました。しかし、ここに至るまでに信じられないほど辛い思いをしたのも事実です。

幸運だという感覚

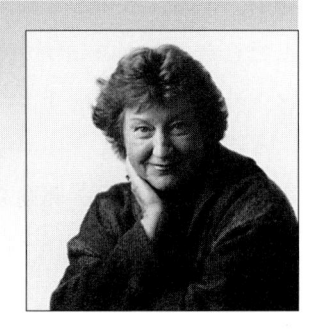

アネリーセ・ルーズ・ヤアアンスン（Annelise Rued Jørgensen）
1939年生まれ。コンサルタント、
1999年に乳ガンを宣告される。

　1999年は、私にとって本当にたくさんのことが起こった年でした。息子のトマスが誕生日にニューヨーク旅行をプレゼントしてくれたので、ニューヨークで華々しく新年を迎え、1月2日には私の60歳の誕生日を祝いました。そして、コペンハーゲンに戻ると、今度は家族と友人が誕生日を祝ってくれて、素晴らしい時間を過ごすことができました。

　残念ながら、パーティーや旅行がずっと続く訳ではありません。その後は、いつもの生活に戻っています。とはいえ、日常生活が退屈というわけではありません。1976年からARTEという会社でセミナー企画のコンサルタントとして働いていた私は、楽しみながら仕事をこなし、充実した日々を過ごしていました。時には、忙しすぎて仕事一色になってしまうこともありましたが、芸術家や一般の人々にも出会うことができる素晴らしい仕事でした。

　毎日、生き生きと元気に過ごしていた私は、病気にかかったことがありませんでしたし、息子の出産時以外に入院したこともありません。

10〜15年間、ホルモン剤を服用していましたが、調子は悪くありませんでした。乳ガンにかかるリスクが少し高くなると聞いていたので、マンモグラフィー検査（乳房Ｘ線検査）を定期的に受けていました。
　ところが、春になると片方の乳房に違和感を覚えるようになり、しこりのようなものがあるように感じました。もちろん、すぐにかかりつけ医に相談し、コペンハーゲン郊外のゲントフテ（Gentofte）の県立病院でマンモグラフィー検査（乳房Ｘ線検査）を受ける手配をしてもらいました。
　検査を受けた時の放射線技師の様子から、明らかに何か悪いところがあるのだと分かりました。これまでマンモグラフィー検査を受けた時には異常がなかったのに……。今回は、生体組織検査［11ページ参照］も受けることになりました。２週間後に結果が出ると言われたので、私は最悪の事態に備えて心の準備に努めました。
　検査結果が出る直前の週末、私はノルウェーの南部セールランネ（Sørlandet）に行きましたが、検査のことが頭から離れませんでした。楽しもうと必死で自分に言い聞かせたのですが、家に帰る頃には検査のことがまた思い出され、最悪の事態を考えて怖くなりました。
　２週間経った月曜日に聞いた検査結果は、ごく短い言葉でした。
「ガンです。乳房を切除しなければなりません」
　私は乳房温存療法を望んだのですが、腫瘍が大きくて無理と言われたので、医師の指示に従うことにしました。その週の木曜日に入院して、金曜日には手術を受けられるとのことでした。迅速な対応にほっとしましたが、それまでに、家庭と職場からしばらく離れる準備をしなければならないのです。
　突然のことに、混乱する暇もありませんでした。家族と友人には、今後どうなるのかについて話しました。最初からずっと病気について

は隠さないようにしていた私は、オープンにしているほうが、このような状況では楽だということをのちに確信しています。

　手術の前夜は、自分がちっぽけな存在に思えてなりませんでした。まるで、絞首台にかけられるような気分でした。麻酔も怖かったのですが、神経を鎮める薬をもらい、手術室に着く頃に不安は消え、信頼できる人たちに守られていると感じましたし、簡単なおしゃべりをして手を握ってくれる親切なスタッフに囲まれて安心することができました。

　乳房切除手術はそれほど長い時間がかからなかったので、麻酔の影響を受ける時間が短く、目覚めた時にはすっきりした気分でした。午後には起き上がって歩き回り、ほかの患者さんと話したりしていました。同じ状況にいる人たちと話をすることで救われたのです。

　ガンという診断を受けることは決して死の宣告を受けることではないと気付き、自分の置かれた状況を正しく見ることができるようになりました。「私の専任看護師」と私が呼ぶほどいつも側にいてくれた若い看護師にも大いに支えてもらいました。スタッフが頻繁に変わることなく、ずっと同じ人が担当であったことは私にとってはとても重要な意味をもちました。

　息子はいつも優しく、毎日欠かさず面会に来てくれました。私は元気でしたし、人からメッセージや花も贈られてくるし、お見舞いに来てくれる人もたくさんいました。そんな必要はまったくなかったのですが、息子は、夫がいない母親を自分が支えなければと思っていたようです。当時30歳にもならない若い男性から、このような思いやりと愛情を受けることはとても嬉しいです。

完全に落ち込んだことはない

　のちになって自分で意外に思ったこと、そして他人を驚かせたことは、私が一度も完全に落ち込んだことがなかったということです。事態を比較的落ち着いて受け止めていたことにはいくつかの理由があります。

　まず、当時すでに60代だった私は、深刻な病気にかかり乳房を失うということを、30代の時に経験するよりは落ち着いて受け止められたということです。もう一つは、家族、友人、同僚から受けた温かいサポートによって大いに励まされたことです。

　自分は何と恵まれているのかと感じました。特に助けられたのは、仕事上において長い付き合いをしている友人、ヨハネス・ムレヘーヴェからの手紙でした。ここに、その一部を紹介したいと思います。

> 　私自身の経験から、入院時には精神面と身体面の両方が重要になると思います。私が手術をした時には、精神面に問題がなくて、それが身体面にいい効果を及ぼしたと思います。患者は手術に身を委ねなければならないので、手術が避けられなくなったら、覚悟をして自分に対してこう言えばよいのです。
> 　——これは避けることができないものだから、どうしようもない事実として受け止めよう、と。
> 　落ち込んだ時に私が唱えている言葉があるのですが、それはグルントヴィ[1]の賛美歌の言葉で、彼は薔薇とトゲについてたくさん語っています。
> 　トゲのない薔薇はない — そして薔薇のないトゲはない。

グロントヴィは、亡くなったあとに発表されることになった賛美歌のなかで、「トゲに刺された傷は薔薇によって癒される」と書きました。彼の意図するところは明らかでしょう。私たちに注がれた愛――すべてを忍び、すべてを信じ、すべてを望み、すべてを耐える愛――によってトゲの傷は癒されるのです。愛は薔薇のようなもので、私たちはすでに最高に美しい薔薇を持っていて、わざわざ探す必要はありません。

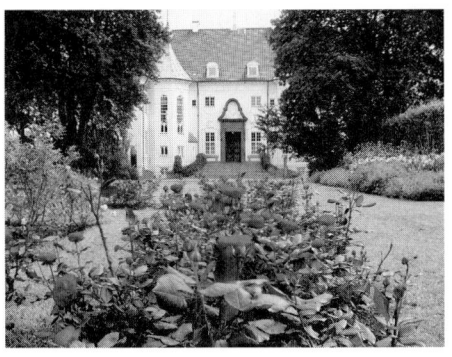

オーフースのマスィーリスボー城の庭園に咲く薔薇の花（撮影：Steffen N. Christensen）

「トゲに刺された傷は薔薇によって癒される」という言葉は、私たちの日常の人間関係のなかでも使うことができると思います。私たちのことを思ってくれる人、私たちが思っている人、私たちがかかわっている人がいることは、トゲに刺された傷、つまり痛み、苦しみ、恐れを打ち消すものです。

　この言葉は、私にとっては美しく力強い言葉です。この言葉があなたにピンと来ないなら、別の言葉を心に思い起こせばよいのです。苦しい時に心の支えとなる言葉をもつことはよいことです。

---

(1) N.F.S. グルントヴィ（N.F.S Grundtvig, 1783～1872）デンマークの詩人・牧師・歴史学者・政治家・教師・神学者で、19世紀のデンマークの民族主義に大きな影響を与えた人物。フォルケホイスコーレ（133ページの注も参照）の理念を提唱し、数多くの賛美歌をつくっている。

この手紙を、私は何度も読み返しました。いつ読んでも心が動かされる手紙です。ありがとう、ヨハネス。私にとって、心の支えになる言葉でした！

　精神的にたくさんの人に支えられてきましたが、医学的な面では、幸運なことに親戚に医師と看護師がいたので、彼らに支えられました。自分の身近な所に相談できる専門家がいるということは大変ありがたいことでした。

　手術後、やっと「終わった」と安堵し、元の生活に戻ることができると感じました。しかし、手術の２週間後に抜糸し、リンパ節に転移しているかどうかを確認する検査が残っていました。その結果、２か所への転移が認められ、ヘアリウ県立病院で引き続き治療をすることになりました。

　病院でホルモン治療をするとばかり思っていましたが、今回はホルモンによって引き起こされたものではなかったため、化学療法をすることになりました。これは、ガンの宣告よりも辛いものでした。髪が抜けたとか、苦しい思いをした人の話を聞いていたので、化学療法をとても恐れていたのです。

　しかし、今回も親切で有能な医師と看護師のチームに恵まれ、治療の回数や副作用について詳しく説明を聞くことができました。数日間考える時間をもらい、その後、３週間おきに合計９回の治療を受けるという書類に署名をしています。

　最初の治療を受け、家に帰った時には、身動き一つせずじっと座って副作用が来るのを待ちました。副作用の覚悟はできていましたが、個人差があるので、副作用があるかどうかは誰にも分からないとも聞いていました。

　実際、私は副作用をほとんど感じず、髪の毛がどうなるか観察をし

ていましたが、ちょっと髪の質が変わったように思われるだけで、抜けることはありませんでした。ありがたいことに、身体が化学療法をうまく受け入れられたようで、毎回の血液検査の結果もよく、意外なことに、治療に行くのが楽しみにさえなりました。

　もちろん、私が受けたのが弱い化学療法だということは分かっています。実際に会った人のなかには、治療によって、身体的には影響がなくても精神的にすっかり参ってしまった人もいました。

　同じ時期、ヘアリウ県立病院で治療中の女性患者を対象にしたメイクアップ教室という楽しい催しがありました。大手の化粧品メーカーの主催で、メイクアップの専門家がその仕方を教えてくれるというもので、参加すると化粧品のお土産までもらえました。心がとても励まされる嬉しい催しで、何より、化学療法で強い副作用を受けた女性がメイクでどのように変わるかを目にするのは素晴らしい経験でした。メイクをすると、女性たちは内面も外見もキラキラと輝くのです。

強い女性をお手本に

　手術後まもなく、デンマーク対ガン協会［巻末参照］と連絡をとるようになりました。乳ガン闘病の経験があるスタッフが、毎月、同じ病気の人たちのために集まりを開いていたので参加しました。同じ境遇の人と会って、思いや経験を分かち合うという素晴らしい機会でした。そこで出会った強い女性たちは、私よりずっとひどい状況なのに尊厳をもって事実を受け入れて生きており、その姿に感銘すら受けました。彼女たちはお手本だ、と私は思っていました。

　時にはきついジョークを飛ばすこともありましたが、私の感覚にピ

ッタリくるものでした。このようなグループで出会った仲間と、一緒に笑ったり泣いたり、そして何かを理解し、自分のなかで消化していくということはとても豊かな経験で、たくさんのことを学んでいます。また、そこから希望を新たにして歩きはじめ、闘う価値があると信じられること、そして、回復のためには精神状態が大きな意味をもつことを知りました。

デンマーク対ガン協会のスタッフになったらどうかと数人からすすめられて、研修に参加することになりました。私自身、支えが一番必要な時に支えてもらったわけです。その恩返しができるなら、苦しんでいる人を元気づけ、前に進むことができるよう力づけてあげたいと思いました。

手術後に受けてよかったと思うのは、乳ガン患者を対象として行われた温水プールでの体操とリハビリテーションで、メンゼンディーク体操[2]の先生は、胸筋を強化する方法を教えてくれました。一緒にやるのは同じく乳房切除した人たちなので、公共のプールに行くことに抵抗がある私たちも人目を気にせずプールに入ることができました。手術後、患者は様々な意味で繊細になっているので、本当にありがたいことでした。

乳房再建手術

手術から2年後、私はヘアリウ県立病院の形成外科で乳房再建手術を受けました。それまではシリコンを入れていたのですが、やはり自分の乳房とは感覚が違うため、乳房再建をしたことで自然な感覚をもてるようになり、本当によかったと思っています。乳房切除よりも大

きな手術で、建物を取り壊すより建てるほうが長くかかるのと同じだなんて思ったのですが、受ける価値のある手術でした。

手術時も含めて闘病中ずっと病気に理解を示してくれて、半日勤務を認めてくれた会社と同僚に心から感謝をしています。

63歳で退職して、早期退職手当(3)を受けることにしました。これまで、仕事が私の生活で大きな位置を占めていたのですが、退職後の生活には意外とすんなりと馴染むことができました。仕事以外のことに目を向けて、様々な趣味のコースに通ったり、ボランティア活動をしたりしています。ボートクラブの高齢者部門の会員になって、新鮮な空気のなかで身体を動かし、素晴らしい自然を体験したり、仲間とともに楽しい時間を過ごしたりしています。

また、少し狭い家に引っ越したのですが、これもよかったと思っています。引っ越しの時に持ち物を整理して、遺産分割の手続きもすませ、すっきりとしました。

美しいもの

以前、「いつも美しいものに囲まれているようにしなさい」と言っ

---

(2) 「近代体操運動」を提唱したドイツ系アメリカ人であるメンゼンディーク（Bess M. Mensendieck, 1864～1959）の考案した体操。メンゼンディークは女性の健康の保持増進を目指す体操と、身体および運動の美しさを追求する体系化に努めた（森下孝「三橋喜久雄の体操観と、わが国の学校体操に及ぼした影響（その１）」『体育研究所紀要』24(1), 13～28, 1984-12参照）。

(3) （efterløn）早期退職手当は、年金受給開始前に退職した60歳以上の者に国民年金受給年齢に達するまでに支給される手当。支給要件は、デンマークに居住していて、失業基金に加入していること、早期退職手当保険料の支払いを30歳以前に開始し、30年間以上支払っていることである。

てくれた人がいます。病気になってからそれを一層心掛けるようになり、自然や文化のなかから美しいものを探しています。重い病気にかかることは、一見すると死への一歩となるかもしれませんが、病気によって自らの深部を見つめることができるようになります。美辞麗句に聞こえるかもしれませんが、これは本当です。人生の価値がより一層感じられ、細かいことにとらわれないようになります。

　病気が再発しないと思っているわけではありませんが、今のところ順調であることに感謝しています。もし再発したら、また高レベルの専門的な医療とケアを受けて、家族や友人から支援を得ることができるだろうと確信しています。

　人生を生き抜く勇気と、希望をできる限り長い間もち続けることが大切だと思っていますが、その時が来て死ぬことは怖くありません。人間は、誰でもいつか死ぬものであるということはよく理解しています。私の人生はこの先それほど長くないと思いますが、まだまだやりたいことがたくさんあるので、長生きをしたいと思っています。

　ガンを経験したチェコの元大統領で作家のヴァーツラフ・ハヴェル[4]は、次のような言葉を残しています。

「希望は楽観ではない。何かがうまくいくという確信ではない。何かが意味をもつという確信である――たとえこの先どうなるか分からなくても」

---

[4] (Václav Havel, 1936〜2011) チェコの劇作家、詩人。チェコスロヴァキアの共産党政権時代には反体制運動の指導者として活動し、その後、チェコスロヴァキア社会主義共和国大統領（1989年〜1992年）、チェコ共和国初代大統領（1993年〜2003年）を務めた。長編戯曲『ガーデン・パーティー』（1963年）をはじめ、たくさんの作品を残している。

16 無力感から勇気へ

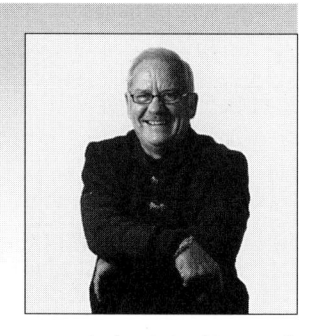

イプ・ホク（Ib Hoch）
1938年生まれ。教会専属歌手、1984年に脚のガンを宣告される。

　ディーエズ（Diget）というフォルケホイスコーレ[(1)]のピラミッド型の建物の中で、私は大好きな歌『あなたらしさをもって（Du kommed alt det, der var dig）』を歌っています。最後の部分にさしかかると、涙がこぼれそうになってしまいます。

　　人生には価値がある
　　疑いや困難を超えて
　　痛みを超えて
　　愛はいつもそこにある
　　世界が何と言おうと
　　愛は心のなかに

---

(1) (folkehøjskole)「民衆（国民）の学校」と呼ばれる学校で、17.5歳以上であれば誰でも入学できるデンマークの学校。原則的に全寮制で、様々なコースをとることができる、デンマークの重要な生涯学習機関の一つとなっている。詳しくは、清水満編著『改定新版　生のための学校』新評論、1996年を参照。127ページの注も参照。

まもなく、講演のために行かなければなりません。講演のタイトルは「失望から生きる気力へ」で、ガンを患ってから今日までの私自身の経験を話す予定です。

　私は、ユトランド半島中部のデューアスラン半島（Djursland）にあるホアンスレト（Hornslet）という小さな町で育ちました。父は金物屋をしていて、私は仕事を継ぐことになっていました。決して、つまらない仕事ではありませんでした。私はまずラナス（Randers）の金物屋に弟子入りをして修行しましたが、その後、兵役でヴィボー（Viborg）に行くことになりました。兵役期間を終えると、家に戻って父の金物屋で店長をしていました。

　そのうち、レジに立って店番をするという仕事に嫌気がさした私は、何か別のことをしたいと思うようになりました。何かを販売する仕事

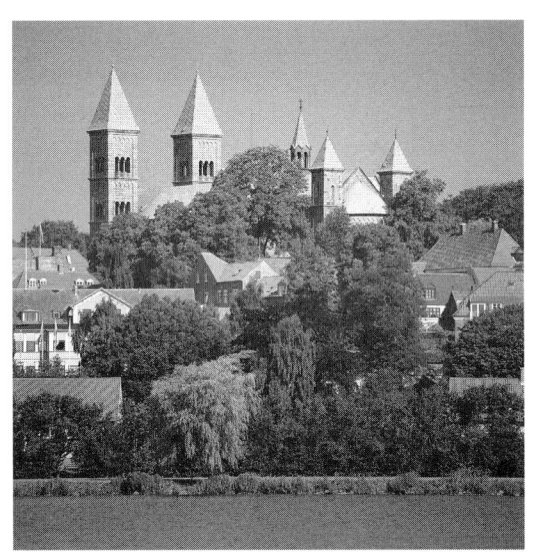

ヴィボーの町。ヴィボー大聖堂が見える（撮影：John Sommer）

16 無力感から勇気へ

ができればと思い、求人広告を探して、最終的には希望どおり、電動ノコギリと林業従事者用の安全装備を販売する仕事に就くことができました。給料もよく、面白い仕事でしたが、忙しい毎日でした。

　仕事に没頭しすぎた結果、家庭がおろそかになってしまい、妻と離婚することになってしまいました。離婚後、一層仕事に没頭するようになった私は、大きな家を購入するとともにデューアスラン半島の南部のモルス（Mols）にある別荘も購入して、それこそ贅沢な生活を楽しみました。そんな時、1984年2月、私の人生を大きく変える出来事が起こりました。

　ある夜のことでした。右腿にしこりがあることにふと気付いたのです。小さな卵ほどの大きさで、知らないうちに誰かに蹴られたのか、それともぶつけてしまったのかと考えました。次の日、医師の所に行くと、診察した医師が「腫瘍の専門医がいるスカナボー病院（Skanderborg Sygehus）に行くように」と私に言い、その手配をしてくれました。

　スカナボー病院に入院してしこりの検査を行うことになったのですが、仕事上の顧客を待たせていましたし、販売の仕事も私にはあったのです。入院して2日目、私は医長に向かって、「退院して家に帰りたい」と訴えました。こんな所に入院している暇はなかったのです。検査結果に問題はなく、痛みもありませんでした。

　ところがその後、7月になってしこりが大きくなってきたことに気付きました。再び医師の所に行くと、今度はオーフースの放射線センターでスキャン検査を受けるように言われたのですが、この検査が私の人生を変えることになりました。

事態の深刻さを悟った

　次の日、私はガン患者として入院することになりました。それからしばらくは様々なことがありました。あまりにたくさんのことがありすぎて、何が起こったのか覚えていません。延々と続いた検査の後、最終的にオーフースの整形外科病院に行くことになりました。そして、ここで手術を受けることになったわけです。

　まず、大きなしこりを切除しましたが、それだけでは十分ではなく、「腿の内側にある大きな筋肉も切除しなければならない」と言われました。すでに最初のモルヒネを投与されていた私は、事態の深刻さをしっかりと把握することができませんでした。医師が「右脚を切断しなければならない」と言った時にもよく理解ができなかったのです。夜になって、３人の娘が面会に来た時に再び医師が来て話をしてくれたので、その時にやっと事の重大さを悟りました。

　私のベッドに来てくれた看護師に、一晩中、これからどうなるのかと疑問をぶつけました。また歩くことができるようになるのか、残りの人生を車椅子の上で過ごさなければならないのか、脚の装具を付けることができるのかなど、ひたすら尋ねました。

　次の日、右脚と右の骨盤を切断しました。手術からずいぶん経ってから個室の病室で目を覚ました私は、混乱し、死への恐怖でいっぱいでした。

　周りの人と死について話をし、葬儀をどこで行ってほしいか、葬儀の時にどの歌を歌ってほしいかについても話をしました。無力感でいっぱいでしたが、幸い、すでにデンマーク対ガン協会［巻末参照］から派遣された心理士とは連絡がとれていました。心理士は、私が自ら

の人生を取り戻すことができるように支えてくれました。

　長くて大変な入院生活のなかで、立ち上がって歩く訓練を続け、その後、退院しました。とはいえ、私の未来は確かなものではありません。身体的に障害をもつようになったのです。入院した時には75キロだった体重が48キロにまで落ちました。職のない私は、やつれた様子で友人の家に転がり込みました。そこは美しいレンガ造の家でしたが、階段をはじめ戸口の段差が多く、移動の障壁となるものがたくさんありました。

　こんな所で生活するのは大変でしたが、私の家は抵当流れの競売（けいばい）にかけられていたので、そうするほかなかったのです。屋根裏部屋に行くには階段を上がらなければなかったので、結局、移動しやすい居間に置いてあるベッドへ私は移され、そこで過ごすこととなりました。

　看護師の訪問もなく、一人で過ごさなければならなかった私は深く落ち込み、引きこもるようになりました。誰にも見られたくなかったし、誰とも話したくなかったのです。自分が世界で最も醜い人間だと思っていました。

　その頃、冒頭に述べたディーエズというフォルケホイスコーレのコースに参加していた友達から、私をその学校のコースに招待したいという手紙をもらいました。障害があるから無理だ、と私は一旦断りましたが、その後考え直し、やはり行くことにしました。

　電車に乗って学校まで向かったのですが、それは私にとって最高に楽しい電車の旅で、初めて行くフォルケホイスコーレへの期待感に満ちていました。学校に到着すると、校長先生が私をみんなの前で紹介してくれたので、私は病院で体験したことを話しました。

　フォルケホイスコーレに行ったことは、私に大きな影響を与えました。1週間後には生きる勇気が湧いてきて、何と、親友のオーレに農

場を買うように説得するということまでしていました。実は、「年をとったらやろう」と思っていたことをすべてやってしまいたいと考えるようにもなり、雌鳥を飼いたい、養蜂家になりたいなどと考え、オーレに農場を購入してほしいと思ったわけです。

　当時46歳だったのですが、健康上の理由から最上級早期年金(2)が認定され、支給されるようになりました。そのおかげで労働能力評価(3)を受けずにすんで、自分の好きなことをして過ごすことができるようになりました。

再び生きる気力

　デンマーク対ガン協会から連絡を受け、私はボランティアとして活動をはじめることになりました。切断手術を受けた人や、受ける予定の人を訪問する活動です。私自身も、切断手術の後は誰かと話したいという気持ちをもっていました。

　しばらくして、またデンマーク対ガン協会から連絡が入りました。ガン患者の家族を支援する組織を立ち上げようとしていて、経験者にその組織の代表になってほしいと考えているということだったので、結局私が引き受けることになりました。この活動が、私に再び生きる気力を与えてくれました。

　月に何度かコペンハーゲンまで行ってミーティングに参加しましたが、この家族支援組織では、優しく楽しい人たちに出会い、仲間のような存在になりました。自分の経験を生かすことができると確信し、初めて自分が役に立つ人間であると感じられるようになったのです。

　様々なことが矢継ぎ早に起こりました。カミラ・ミーイ＝レナー

（Camilla Mie-Renard）のテレビ番組『女性の番組（Damernes Magasin）』の、ガン患者と家族のコーナーに出演してほしいという依頼も受けています。親友とともに私の長女も出演したのですが、長女が番組で言った言葉によって、私はガン患者の家族について思いをめぐらせるようになりました。その言葉は、「だけどお父さん、私たちも怖かったのよ」というものでした。

最初に行った病院があるスカナボーで、私は町の牧師2人と一緒に「セルフヘルプグループ」をはじめることにしました。とてもやりがいのある仕事でしたが、大変な仕事でもありました。毎週水曜日の夜にガン患者の集まりを開くという活動を10年間にわたって続けましたが、最後には活動を休止しています。

治療を終えた人がトレーニングする「温水プールトレーニングクラブ」を立ち上げたこともあります。退院した人がまた元気になれる機会を与えるため、理学療法士の指導のもとにトレーニングを行ったのです。

それ以外にも、暗闇から抜け出すのを助けてくれたディーエズフォルケホイスコーレの理事も務めました。一方、3期にわたって務めて

---

(2) （førtidspension）早期年金は、18〜64歳で、労働能力が恒久的に低下していて就労できない人に支給される年金。原著執筆当時には、受給者の状態に応じて年金額が「最上級年金」「中級早期年金」「増額標準年金」「標準早期年金」に区別されていたが、その後このような区別は廃止されている。

(3) （arbejdsprøvning）労働能力が低下している人が、どの程度の職務機能を果たせるかを明らかにするために、地方自治体が企業で一定期間の実習を行わせ、査定する制度。その評価結果によって適切な業務内容の仕事を斡旋したり、早期年金などの社会手当の受給につなげたりする。

(4) カミラ・ミーイ＝レナーはデンマークで活躍するテレビ・ラジオのキャスター、ディレクター。彼女がキャスターとして担当した『女性の番組』は、一般の人々をゲストとして迎え、様々な人生の危機をどのように乗り越えたのか語ってもらうというトーク番組である。1991年〜1992年に放送され人気を博した。

きた「患者サポート委員会」の委員長は退任しました。この仕事に嫌気がさしたというわけではありません。3期しか務めることができない規則になっていたからです。つまり、任期満了ということです。

昨年、「人生の情熱大賞（Livsglædens Pris）」をいただきました。これは、ディーエズフォルケホイスコーレが長く教員を務めたアストリズ・ハートヴィと一緒に企画した賞で、彼女自身が最初に受賞し、私が二人目の受賞者となりました。

そういえば、「デンマーク障害者協会」のなかに切断手術経験者の(5)グループをつくった時にもかかわっています。それまでこのようなグループがなかったので、切断手術経験者と出会いたいと思っても、手術を受けた病院に問い合わせをするしかほかに方法はありませんでした。

これらの活動にかかわる一方で、数年前からオウステズ教区（Ousted Sogn）の教区教会協議会に入り、オウステズ教会、トーニング（Tårning）教会、ヒュルゲ（Hylke）教会で専属歌手としての仕事もはじめました。素晴らしい仕事です。コーラスに長い間通っていた私にとっては、美しい讃美歌の曲を練習するのは難しいことではありませんでしたし、事実、教会では先唱者として歌っていました。

また、「ルーゴムクロスタ教会歌手学校」で教員としてコースを担(6)当する私のために教区教会協議会が資金を出してくれることになったので、そちらの道を歩みはじめることにもしました。

運悪く、私の病気は10年経ってから再発し、小さな腫瘍を取り除く手術をしたほか放射線治療も受けましたが、今はすっかり元気になり、その後は病院に行っていません。定期的に診察を受けるようと言われましたが、精神的なダメージのほうが大きいので、これ以上病院には行かないことにしました。

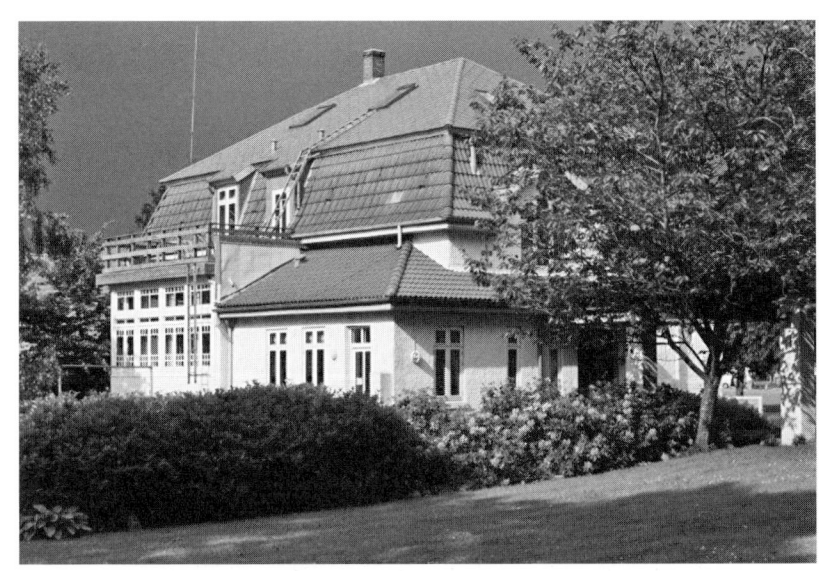

ルーゴムクロスタ教会音楽学校（写真提供：Løgumkloster Kirkemusikskole）

　最後に、講演をしに行った時に出会った詩を引用します。20世紀前半にデンマークで活躍した作家、アントン・ベアンストン（Anton Berntsen）の詩です。

　　神に忘れられたと思うな
　　病気に苦しんでも
　　行いがきっと定められているのだ
　　病人しかできない行いが

---

(5)（Dansk Handicap Forbund）1925年に市民の草の根運動から設立された組織で、障害者の生活状況の改善を目指して活動を行っている。デンマークのトーストロブに本部をもち、全国に49の支部があり、会員数は8,000人に上る（デンマーク障害者協会 http://danskhandicapforbund.dk/fakta/）。
(6)　正式名称はルーゴムクロスタ教会音楽学校（Løgumkloster Kirkemusikskole）である。

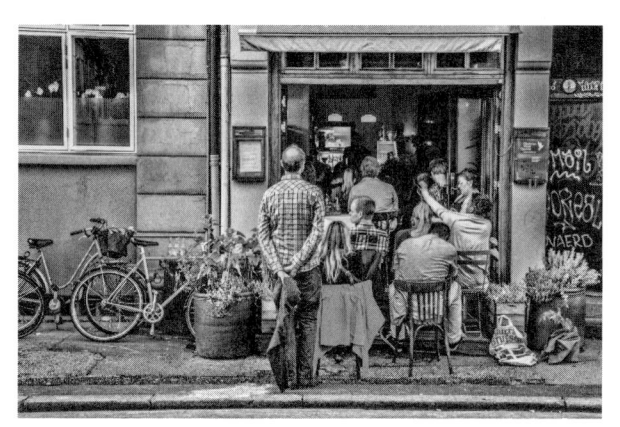

オーフースのカフェ（撮影：Henrik Bentsen）

17 神が命を貸してくれている

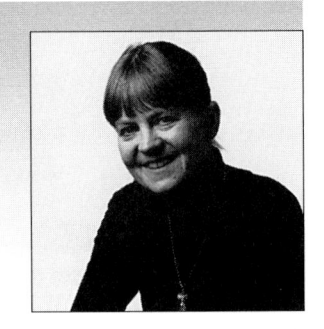

イェデ・デール（Jette Dahl）
1952年生まれ。牧師、
1998年に悪性リンパ腫の診断を受ける。

　デンマークの田舎には、葬儀の後に参列者が集まって、コーヒーを飲みながら一緒に過ごすという習慣が残っています。長年の経験から、教会での葬儀のあとに参列者が集まることはよい習慣だと私は思っています。家族がみんなの前で故人の思い出話をしたり、残された者が一人で生きていく辛さを語ったりすることもあります。
　何年か前、ある人の葬儀の後に集まった時のことです。私たちはコーヒーを飲んで談笑し、ホイスコーレ歌集[1]の歌をみんなで歌った後、何人かがスピーチをしました。そのうちの一人が次のように言いました。
　「みなさん、ご起立ください。一緒に、N.N. さんを偲びましょう」

　私たちが起立すると、その人がさらに言いました。その言葉を、み

---

[1] （højskolesangbog）デンマークで長く歌い継がれてきた歌や讃美歌などを集めた歌集。フォルケホイスコーレ（127、133ページの注を参照）では、伝統的にホイスコーレ歌集の歌が毎日歌われている。

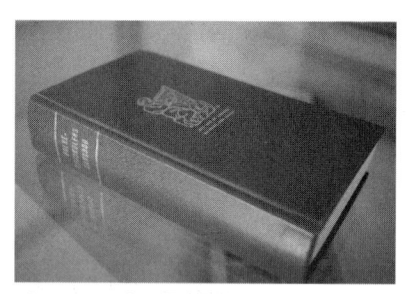

デンマーク人は冠婚葬祭時や日常生活のなかでホイスコーレ歌集の歌をよく歌う

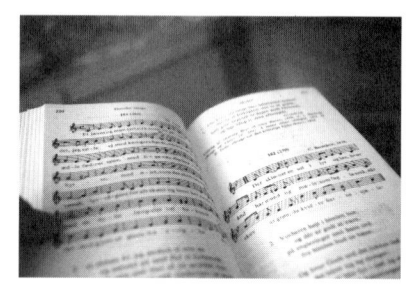

ホイスコーレ歌集には572の歌が収められている

んな、そして彼自身も今後忘れることはないでしょう。
「N.N. さんが長生きしますように！」
　その言葉に対して、その場にいたみんなが反射的に「万歳！万歳！万歳！」と3回叫んでしまったのです。本来なら、彼は「N.N. さんの思い出は決して忘れません！」と言うはずだったのです。ちょうどスピーチの前、私たちは故人を神の手に委ねるので、彼は長く永遠に生き続けるのだという話をしていたところでした。だから、確かに彼が言ったことは決して間違ったことではありませんでした。ですから、「ええ、彼が長生きしますように！」と私も言い返したいほどでした。とはいえ、私たちは故人の死を悼むために集まったのであり、生を祝うために集まったわけではなかったので、その場は少しきまりの悪い空気が流れました。
　生と死は、密接に結び付いていて切り離せないものです。死について話さなければ、生について話すこともできません。死の後に生があると信じることは、私たちの気持ちをも楽にしてくれます。
　日常生活のなかで、死ぬことについて考えている人はあまり多くありません。それはそれでよいと思いますが、反対に、日々のなかで死について考えることをやめられない人もいます。それには、いくつか

の理由があります。

　例えば、本書の原稿を書いている私たちは、ガンを患った経験があるという共通点をもっています。ガンという診断を受けると、「死」という言葉が頭に浮かんでくるのを消すことができませんし、そこまで深刻でなくても不安が心をよぎるものです。それをじっと自分の心の中に留めておく人もいますし、夫・妻や親友、カウンセラー、牧師に話す人もいるでしょう。

　1998年11月、私は珍しいタイプの悪性リンパ腫だという診断を受けました。最初に思ったのは、「この病気を克服したい」ということでした。当時、まだ2歳だった娘のユーリエのことを考えました。44歳でやっと授かった娘は、長い間待ち望んだ子どもでした。娘には母親が絶対に必要で、夫のイェスパと一緒に娘の成長を見守りたいと思いました。実は、1回目の結婚で授かった娘ヨハネと息子のヤコプがいます。二人はもう成人していますが、彼らの今後の人生も見守りたいと思いました。

　克服できるということは、一瞬たりとも疑ったことはありませんでした。家族が私のためにあらゆることをしてくれる、支え、助け、話をし、すべてのことを引き受け、そして側にいてくれる。ええ、私たちは長生きをするのですから……。

　このような希望は、オーデンセ大学病院（Odense Universitetshospital）の医長に診てもらった時に無残にも打ち砕かれました。それは、私にとっては運命を変えるほどの大きな出来事でした。

　放射線治療時、健康なところを保護するための保護具をつくるため

---

(2)　デンマークでは、誕生日などお祝いの席で「○○さんが長生きしますように／○○さん永遠なれ（○○, længe leve）」と言い、「万歳！万歳！万歳！（hurra, hurra, hurra!）」と斉唱する習慣がある。

に呼ばれた私は、上半身が裸の状態で診察台に横になっていました。医長が診察室に入ってきました。本来であれば、まず医師の説明があるべきなのですが、時間がなかったようで、横たわっている私と視線を合わせることもせずに医長は早口で言いました。

「デールさん、このタイプのガンにかかると生存するかもしれませんし、死ぬかもしれません。効果があるのは放射線治療だけです。抗ガン剤治療は効きません」

硬直してしまいました。ガンであると聞いた時よりも衝撃的で、表面的には平静を装っていましたが、私の頭の中は真っ白でした。ほかに何を話したか、ほとんど覚えていません。医師は、誤解がないように明確に伝えようとしたのだと思いますが、その言葉は私の心の中から長い間消えませんでした。その日、医長の機嫌が悪かったのか、それともガン患者に対していつもそのような対応をしているのかは分かりません。

生存するか、死ぬかということを自分で何度も何度も考えましたし、家族や看護師、他の医師や神とは話をしましたが、その医長とは、このことについて一度も話をしませんでした。とてもそんなことを話せる雰囲気ではありませんでしたし、私の命は彼の手にかかっているということは分かっていました。ガン治療の分野で最も有能な医師の一人であり、私の命を救おうとしていることに疑いの余地はありませんでした。

放射線治療を指示した医長は、治療の経過を注意深く見守っていました。私の赤血球や白血球の数値が低下した時などは、スタッフがその医長に放射線治療を続けてよいかどうかと指示を仰いでいましたが、私自身は治療途中に話をしたのは数回だけで、ほとんどは治療終了後の診察の時だけでした。

私にとって、その医師は怖くて、話をしたいとはまったく思いませんでした。最初の診察時に発せられた言葉は、本人が想像する以上に強烈な打撃を私に与えたのです。しかし、このような発言は1回だけではありませんでした。治療が終了した時、医長は次のように言ったのです。
「これで、あなたは十分な放射線治療を受けました。40回の放射線治療。これがあなたを殺すことにならなければいいですけどね！」
　この時は、医長のユーモアを受け入れるだけの余裕が私にはありました。ガンが治って治療を終了するという時だったので、状況がまったく違っていたからです。部屋を出ると、私は喜びと開放感から号泣してしまいました。
　治療にかかった9か月の間仕事を休んでいた私は、職場に復帰することを楽しみにしていました。ガンを克服し、健康になって何でもできると思っていました。しかし、実際は体力が大幅に低下していて、礼拝が終わると絞れるくらい服が汗でぐっしょり濡れていました。「お帰りなさい」と教会の入り口で挨拶をしてくれる人たちが私を見て、心配そうに「何て辛そうだこと！」と言いました。
　職場復帰が大変だったと認めたくない私は、それを聞いて悲しくなりました。私は健康なのに……。しかし、復帰後3か月が経った頃に体力が限界に達してしまい、夫に諭されて14日間休職することにしました。
　その後すっかり回復し、今では教会の入り口で、次のように声をかけられることを嬉しく思っています。
「元気そうですね。目の輝きが戻りましたね！」

生きるために何をしたか

　ガン治療が終わった後に、何かをするということは大切だと思っています。なぜなら、それまで時間と労力をとられていた治療がなくなり、たまに診察に行くだけになると、することがなくなって戸惑うことがあるからです。

　自分だけの力で、また通常の日々に戻していかなくてはなりません。私自身、空虚感はそれほどなかったのですが、ガンが再発しないように何かをしたいという気持ちになりました。そして、代替療法に取り組み、まずは食生活を見直してビタミン剤をたくさん摂るようにしました。

　ユトランド半島南部のヴァイレ（Vejle）にクヌト・T・フリュトリーという専門医がいると耳にしたので、連絡をとって予約をしました。じっくりと時間をかけて、ゆったりと対応していただき、完全な状態になるための具体的なアドバイスと支援をしていただきました。

　十分、お金を支払う価値のある時間でした。フリュトリー医師が執筆した『ビタミン改革――ビタミンとミネラルで免疫力向上（Vitaminrevolutionen – styrk dit immunforsvar med vitaminer og mineraler）』と『血液型に従って食べよう――血液型別食生活プログラム（Spis efter din blodtype – blodtypediæten）』という本を購入しました。夫とともに少しずつ食生活を改善し、今や、彼が理論化したガイドラインが欠かせない毎日となっています。

　治療中、友人が試したことのある代替療法や、評判のいい代替療法をすすめてくれる人がたくさんいました。そのなかから、よさそうだと感じた運動生理学[3]を選びました。結局、その先生の所に半年に１回

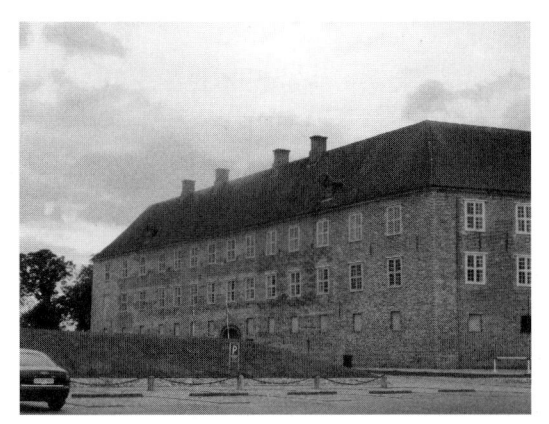

現在は博物館になっているスナボー城

通うことになり、大いに助けとなりました。
　この先生は、ほかの誰にもできないことができるのです。技術云々ではなく、先生は私の身体を含めた人間全体を見てくれるのです。1時間の治療が終わると、自分がより優れた人間に生まれ変わったような感じがします。自分の身体と心によい影響を与えることをしてもらえると感じられる限り、私は通い続けようと思っています。
　鍼治療も試しました。かかりつけ医から、スナボー病院にいる評判のよい鍼の先生を紹介してもらいました。鍼治療を受けていた時に、月に数回通っています。まずスナボーの病院に行って鍼治療を受け、終わるとそのままオーゼンセ（Odense）まで放射線治療を受けに行っていたので、移動に長い時間がかかりました。鍼治療のおかげで副作用が軽減されたと思っています。
　病院の医師のなかにも、有能で高い専門性をもち、かつ人間的に私を支えてくださった人がいました。半年に1回診察に通ったハザスリ

---

(3) 運動生理学（Kinesiology）とは、人体の運動機能と生理などとの関連を科学的に研究する学問（三省堂（2006年）『大辞林』）。

ウ病院（Haderslev sygehus）の医師でした。残念ながら、この医師は病院を辞めてしまったのですが、「不安なことがあれば連絡をしてもいいですよ」と言ってくださいました。私のことをよく理解してくれており、時間をかけて、私を正しい方向に導いてくれました。その道の権威でもあるので、不安感を払拭してくれました。
「またガンにかかるよりも車にはねられる確率のほうが高いですよ」
「ありがとうございます、先生。その言葉を聞きたかったのです！」
　概して医師は、責任をとることを恐れて、発言が慎重になりすぎているように思います。患者からのクレームを恐れて、それを避けるために無難なことしか言わないのでしょう。
　治療を受けていた頃に私が必要としていたのは、優れた医学の技術だけでなく、私の目をしっかりと見て、時間をかけて私を理解しようとしてくれる医師であり、その医師から、「きっと大丈夫ですよ」と言いながら肩を叩いてもらうことでした。もちろん、この病気に将来の確約ができないことはよく分かっていますが、先ほど述べたハザスリウ病院の医師や、代替医療の先生方が与えてくださった人間的なケアは、公立病院においては標準とするべきだと思います。

死に対する姿勢

　私は牧師なので、死を恐れていないだろうと思う人もいます。では、どうして私はこんなに不安なのでしょうか。
　終末期にあらゆる手を尽くして緩和ケアがなされると思っているので、確かに死そのものは恐れていません。また、死んだ後に神が私に何かを与えてくださることを知っています。それをキリストは証明し

ましたし、私も信じています。

　牧師として25年間、あらゆる形の死を見てきました。重い病気にかかった人や終末期の人たちと過ごしたり、近しい人の辛い死を経験した家族と言葉を交わしたりといった強烈な経験もしました。しかし、他人のことと、自分や家族のことでは、大きな違いがあります。

　私自身、死を迎える準備ができている訳ではありません。手放したくないものが人生にたくさんあるからです。愛する人や人生を分かち合いたい人がそうです。しかし、もしその時が来たら、死を受け入れるしかありません。多くの人が家族と向き合い、自分とも向き合いながら潔く死を迎えたのを見てきましたが、その一方で、孤独で悲しみに打ちひしがれながら、家族とも自分とも向き合うことができずに、納得のいかない死を迎える人も見てきました。

　私自身が死を目前にするとどのように反応するのかまだ分かりませんが、神と永遠の命を信じる気持ちをもち続けながら、愛する人とともに人生の終焉を迎えたいと願っています。

　私の運命に重大な影響を与えたオーゼンセ大学病院の医長の言葉を受けて、自分が死んだ時のことを夫に話しておかなければならないと感じました。私たちは、葬儀をどの牧師に依頼するかを相談し、火葬ではなく土葬にしてほしいこと、そしてオストロプ墓地のどこに埋葬してほしいかを話しました。そのうえで、3人の子どもと夫、両親、兄弟姉妹に手紙を書きました。

　これらの手紙は、今のところ開封されることなく戸棚に眠っています。今後、長い間開封されないことを祈っています。しかし、死にしっかり向き合うことで私は心が穏やかになりました。それは奇妙な感覚でした。「自分の墓」に誰かを埋葬して、「私が長生きしますように」と言っているような妙な気分になったのです。

自分に何をしたのか

　人生がどれだけ短いかを意識するようになりました。仕事においても、私生活においても、何を優先すべきかを考えるようになりました。何かがうまくいかなくてイライラしている時には、夫がリラックスさせてくれます。我が家では、「ほら、そんなことはささいなことだよ！」を合い言葉にしています。ちなみに、やりたかったことができなかったと感じた時、この合い言葉が登場します。

　確かに、多くのことは、私たちが一緒にいられることや、私たちが生きていることと比べたら本当にささいなことなのです。頭では以前から分かっていましたが、ガンになって初めて、身にしみて理解するようになりました。

　自分が生きていることや元気でいられることを、毎日、神に感謝しています。何事にも、意識的に、全力で取り組むことにしています。また、メンタルトレーニングによって考え方や習慣を変えることができると学びました。私は毎日祈り、黙祷し、聖書を読んで神との関係を深めることによって、考え方や習慣を変えてきました。

　病気で仕事を休んでいた頃を振り返ると、充実した時間だったと思います。これまでの間で、初めて自分だけの時間をもつことができました。義母が何か月間も同居して、私たちを言葉で言い表せないほど助けてくれたので、買い物や料理など家のことについて私は心配する必要がありませんでした。私にとって、十分な休息になったと思います。

　言ってみれば、自分を深め、読書したり、散歩したりして、神がどこにいるのかを感じさせてくれる時間でした。私を待ち受けているも

のを超えることができる力をお与えください、としょっちゅう祈っていました。神に請うた支えを、私は与えられたのです。

このような背景のもと、私は2001年秋に修学のために3か月間の休暇を申請して、「危機状態にある人にかかわる～心理学的／治療的、そして人間存在の根源性にかかわる視点から祈りと黙祷が危機にどのように作用するのかに焦点をあてて」というテーマで勉学を深める機会を与えられました。

たくさんの面白い本を読むことができましたが、振り返ってみると、そびえ立つ灯台のようにくっきりと私のなかに残っているのは参加した2回の「修養会（retræte）」のことです。「retræte」とは「退却する」という意味ですが、キリスト教の伝統儀式で、普段いる場所から離れて静かに神を求めるという集会のことです。

集中的に、数日間かけて霊的に導いてくれる指導者と話をすることができるという機会は、まさに私が必要としていたもので、神が側にいらっしゃることを感じることができました。初めに指導者から私に問い掛けがあったのですが、その内容は、前述した忘れられない医師が発した最初の言葉と同じくらい衝撃的なものでした。

「神は、あなたのために何をなさったというのでしょうか？」
「神が、あなたのために許したことは何ですか？」

この問い掛けがきっかけとなって、のちに忘れられないような素晴らしい話をすることができました。この時、カラーのイコンをもらい、その日一日、それを思い浮かべながら黙想しました。そこに描かれていたのは、イエス・キリストが裸の人間の上に身をかがめ、両手でその人の頬を包んでいる姿でした。そのイコンを私はデスクの上に置いて、ガンが再発しないか不安になったり、仕事で忙しくて神を忘れそうになったりした時に見るようにしています。そうすれば、私はあの

時のことを思い出すことができるのです。

　このイコンは、私の心が揺らがないように支えてくれますし、こうしなければならない、とがんじがらめになっている私の呪縛を解きほぐしてくれます。キリストが、毎日、私たちに見せてくださっている献身の心を思い起こさせてくれます。

　その影響で、毎日朝のお勤めをはじめる前に30分間、聖書の言葉を読んで祈り、静かに瞑想することが習慣となりました。病人のベッドに寄り添っている時や、絶望している人と話している時には、以前より頻繁に、そしてより自然に祈り、神の恵みを求めるようになりました。堅信礼の準備コースでも以前より祈りを多く取り入れるようになり、子どもたちにも喜ばれています。

　その後も数多くの修養会に参加していますが、これからも続けたいと思っています。修養会は私自身の生のなかで心が揺らがないように支えてくれますし、それを私は毎日必要としているからです。そして私は、自分の人生がこのようなものだということを素直に受け入れられるようになってきました。

　自分を、死ではなく生に結び付けているものによって強くすることが、私の人生の課題だと考えるようになりました。しかし、自らが生を自由に操ることができないこともよく分かっています。神が、私に命を貸してくださっているのです。私たちは、何かを要求することはできません。いつかは、命を神に返さなければならないのです。生と死のどちら側にいるのだろうかと考えると、「私たちが長生きしますように」という言葉が浮かんできます。

　「主よ、あなたの道を私にお示しください。そして、そこを歩く意志をお与えください」（古い巡礼者の祈りより）

18 心気症患者[1]が病気になったら

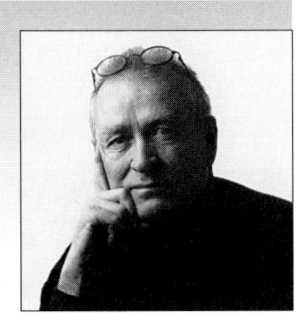

ピア・ライプアト・マスン（Per Reipurth Madsen）
1948年生まれ。ジャーナリスト、1997年に喉頭ガンを宣告される。

　大人になってからの私は、ガンにかかったらどうしようという際限のない不安に苛まれる日々を送っていました。ガンについて話すだけで不安になり、ガンという言葉を聞くだけで恐ろしい思いをしてきました。病院にはできる限り近づかないようにしており、この25年間のうちに病院に行ったのはたった2回だけで、子どもが生まれた時だけでした。家族や友人が入院しても、下手な言い訳や口実を並べては、見舞いにすら行こうとしませんでした。
　ガンを発病してから、このような生活が劇的に変わりました。
　診断を受けたのは1997年10月13日、金曜日のことでした。病院に向かう途中、向かいの家の前に霊柩車が停まり、庭の扉から棺を運び出して車に入れようとしている様子を目にしました。一日のはじまりとして、あまり気持ちのよいものではありませんでした。

---

[1] 神経症の一種で、客観的には何ら身体的異常が認められないのに、頭痛、めまい、胃が重い、脱力感など、主観的に様々な異常を感じて、病気ではないかと気に病むことを特徴とする（小学館『日本大百科全書』2001年参照）。

私は、これから聞きに行く検査結果があまりよいものではないということを、何となく感じ取っていました。

残酷な真実

　医師は気遣って、言葉を慎重に選びながら、私があまり聞きたくない事実を告げました。それ以外に医師が言った言葉のなかで、覚えているものが二つあります。一つは、私が受ける放射線療法の副作用は、必ずしも強く不快なものとは限らないということです。私は、それを信じました。もう一つは、生命を脅かす病を発病したショックを乗り越えると、QOL[2]が向上したと話す患者が非常に多いということでした。こちらのほうは信じませんでした。
　どちらにおいても、私の判断は間違っていました。
　喉に受けた放射線治療は33回に及びました。それはとても過酷なもので、ある意味では効果的なダイエットでもあるということに2～3週間してから気付きました。
　放射線治療を受けた地下の治療室は特殊な場所でした。少し秘密めいており、静まり返っていました。派手な色合いの壁の部屋にある機械の横には、優しくて素敵な看護師たちが立っていました。最初に私に接してくれたのはスサネという看護師で、多忙のなか、時間をかけてゆっくりと私に接してくれました。
「緊張していますか？」と尋ねた彼女に、私は堂々とした様子を装って、口先だけで「緊張なんてしていません」と答えました。その後すぐ、「自分に選択権があれば、もちろん映画館に行くほうがいいですけどね」と付け加えました。

家族全員を打ちのめす

　治療が進むにつれ、次第に副作用が出てきました。食べたり飲んだりすることが難しくなり、話すこともままならず、鋭い痛みも感じるようになってきました。それでも私は、不安やパニックの合間に、精神的な平穏さを感じていました。周囲に目を向けると混乱やパニックが満ち溢れていたので、もしかしたら、私は台風の目の中にいたのかもしれません。

　家族のみんなが複雑な思いや疑問を胸に抱えていることが強く感じられ、目を背けられなくなってきました。このように、自分の世界が崩れていくのを感じながら勇気を保ち続けることは至難の業です。陽気で勇敢な一面を見せたかと思えば、深く落ち込み、自分を憐れんで悶々としていた私は、周囲の人たちにとって楽なガン患者ではなかったでしょう。私の幸せを願ってくれている家族にとっては、特に辛いことだったと思います。

　すべてのことには終わりがあります。33回に及ぶ放射線治療にも終わりの時がやって来ました。私は、頭の中に巻尺を思い浮かべて、毎日１センチずつ切り取っていく様子を想像し、放射線治療の終わりに向けてワクワクしながらカウントダウンをしていました。

　大みそかの前日が放射線治療の最終日で、この日は家族全員が病院に来てくれました。病院のスタッフとの別れは涙を禁じえないものでしたが、私はついに自由になったのです。もちろん、ガンが回復した訳ではなく、この日から、放射線治療による副作用からの回復に向け

---

(2)　「Quality of life」の省略形で、人生の質、生活の質と訳されることが多い。

て本格的に歩みはじめることになったわけです。多くのガン患者が、ガンそのものではなくその治療によって調子を崩しているのですが、これはまったくもって奇妙なことです。

　経験豊富な医長が言ったとおり、私のQOLは向上しましたが、またすぐに低下してしまいました。放射線療法からは解放されたものの、1週間もすると強烈な不安感が襲ってきたのです。今度は、私自身が自分の状況に責任をもたなければならないことに気付いたのです。放射線治療を受けていた数か月の間は、病院がすべて管理をしてくれていましたが、今度は私一人です。想像を絶するような恐ろしい感覚でしたが、厳しい先生のカウンセリングを何回か受けているうちに、時間とともに不安感は消えていきました。

　長い目で見ると、医長は正しかったと思います。今、振り返ってみると、辛いことはあまりなくて、よいことばかりでした。

　死や病気を恐れていた時期は過ぎ去りました。死を目前にしている人に対して、死について堂々と語ることができます。生命を脅かす病気について、人と話をすることもできます。

　どうしようもないことを嘆くのは時間の無駄です。自分の身に起こることを肯定的に見るようになりましたし、今日できることを、なるべく明日に延ばさないようにしています。人生は1回きりであるということを、身をもって体験したからです。

　それでは、ガンを患ってマイナスだったことはまったくなかったのでしょうか？　もちろん、あります。喉にいつもより強い痛みを感じたり、声がかすれたり、皮膚におかしなしみを見つけたりすると、心臓の鼓動が少し早くなってしまいます。そして、急いで医師の所に向かってしまうのです。

19 旅

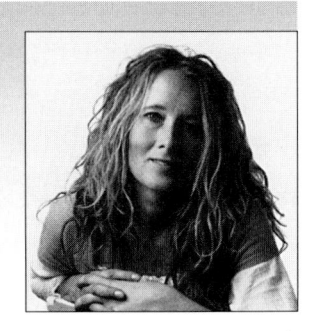

スサネ・ウスタヴァング（Susanne Østervang）
1967年生まれ。教師・馬マッサージ師、
1994年に悪性黒色腫を宣告される。

　27歳の冬、私は悪性黒色腫であるという診断を受けました。その時のシーンが、今でも私の脳裏に浮かびます。あのシーンを私は決して忘れないでしょう――また、忘れるべきではありません。
　1994年の寒い12月のある日、電話が鳴りました。皮膚科医でした。ほくろに「何か」が見られるので、すぐにクリニックに来てくださいという内容でした。ショックで身体が硬直しました。受話器を持ったまま立ち尽くし、窓の外に目をやると、しおれた花々が目に入りました。すべてが灰色で、悲哀を帯びているようでした。
　私は、まずこう思いました。
「悪性黒色腫――きっと転移しているんだわ」
　どうやって皮膚科クリニックに行ったのか、ほとんど覚えていません。まるで世界が止まってしまったようで、私の楽しい人生はここで終わってしまったように感じました。実は、私自身も顎の下にあるほくろが気になっていたのです。
　そのほくろはずっとそこにありましたし、私の身体の一部でしたが、

おかしな形に変形してきたので皮膚科を受診したわけです。

　まず、かかりつけ医にほ̇く̇ろ̇のことを相談すると、医師は「問題なさそうだ」と言いました。家に帰って、やはり何かがおかしいという感覚が拭えなかった私は、直感的に皮膚科医にかからなければと考え、かかりつけ医の所に引き返して、皮膚科医への紹介状を書いてもらいました。

　この時のかかりつけ医とのやり取りを思い起こすと、気分が悪くなります。もし、あの医師の言葉を信じてやり過ごしていたら、後で大変なことになっていたでしょう。約1か月半後にアジア旅行をする予定になっていた私にとって、ほ̇く̇ろ̇をしっかりと検査してもらうことは重要なことでした。

ショック

　皮膚科の診察台に横たわった私は、言葉で表せないほど冷たい薄闇のなかで天井の照明を眺めていました。突然、先生の声が聞こえました。
「今日、来ていただいてよかったです。そうでなければ、30歳になる前に危険な状態になっていたかもしれません。今後は、太陽の光を絶対に浴びないでください。初期の悪性黒色腫ですが、悪性なので深刻な状態です」

　手術をする、という判断が下されました。ガンという言葉が突然忍び寄ってきた感じでした。ガンになったのは、ほかの誰でもなく私なのです。ここで私の人生は終わるんだと思いましたが、数分経つと、次のように考えられるようになりました。

——問題なさそうだと言ったかかりつけ医の言葉を鵜呑みにしなくて本当によかった、と。

　ひょっとしたら、私の人生があまりにも早く終わっていたかもしれないのです。その医師を信用できなくなった私は、その後、かかりつけ医を変更しています。

　手術を終え、病院を出て通りに立つと、大きな窓が鏡のように私の前にありました。窓に映った自分の姿をのぞき込むと、そこは黒とグレーの世界でした。何が起こったのかよく分からなくて、ショックで自分が麻痺してしまったようでした。自分の新たな面が見えてきたように感じました。

　その後、経過観察のために皮膚科に何度も通い、スキャン検査や血液検査を受けたり、リンパ腺を検査してもらったりしたほか、別のほくろをたくさん除去しました。

　後で気付いたのですが、私がしなければならなかった最も重要なことは、自分の人生について真剣に考えることでした。

　どうして私は悪性黒色腫にかかったのでしょうか？

　生き方を変えなさいという警告だったのでしょうか？

　28年間生きてきて、自分で自分のことはよく理解していると思っていましたが、その自信がもろくも崩れ去りました。それまでとは別のレーンを走るように求められているかのようで、同時に不安感も強くなってきました。

　不安をコントロールする方法の一つは、ほくろをさらに除去することでした。身体のことばかり考えてしまい、不安感と無力感いっぱいの辛い日々でした。ささいな身体の変化でも医師に診てもらうようになり、平穏に過ごすことはできませんでした。

　そんな私にも、海外旅行と国内旅行をする計画がありました。

長期の旅行

　自制心のないとんでもない行動だと思われるかもしれませんが、抜糸を終えてから２週間後、私はアジア行きの飛行機に乗っていました。３か月間の旅でした。悪性黒色腫になったからといって、私の人生が終わったわけではないのです。

　肌を焼いたり泳いだりすることはなく、目的地を観光して回る旅で、できる限り太陽の光を浴びないようにしました。ただ、この地域で朝から晩まで照りつけている太陽の日差しは強く、大丈夫なのかと心配になりました。

　その旅は、帽子や長ズボン、長いブーツ、シャツ、セーターをたくさん詰めたリュックサックを背負ってアジアに行くというものでした。自分の荷物を思うとちょっと滑稽に感じられますが、実際に滑稽だったのです。もちろん、日焼け止め効果が特に高いUVクリームも持参しました。

　自分のことを、計画を立ててそれを遂行する意志をもった強い人間だと考えていた私は、何か月も前から計画していたアジア旅行を何としてでも実現させなければならないと思っていました。数年前にアジア旅行をした時、心が穏やかになり、エネルギーが充電されたという経験があり、もう一度アジアに行きたいと考えたのです。

　期待に胸を躍らせながら飛行機に乗りましたが、体重が落ちたことや、精神的に万全ではないことは自分でもよく分かっていました。私の家族は旅行に行くことに賛成しませんでしたが、私自身は旅を楽しみにしていました。

　旅に出るのは、どうしても必要なことだったのです。私がしなけれ

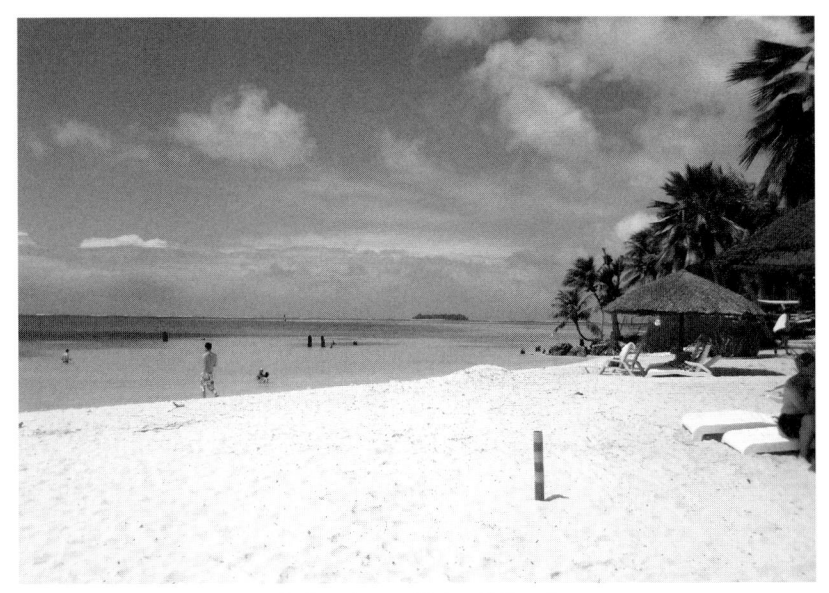

白砂のビーチが美しい熱帯の島

ばならないのは、自分の置かれた状況すべてを前向きなものに変えていくことであり、そのためには旅行をしなければならないと思ったのです。

　美しい熱帯の島、椰子の木が生える白砂のビーチ、そしてエキゾチックな料理の香りは素晴らしく、まるで天国にいるようでしたが、何かが常にどこからか私の様子をうかがっているようでした。身体に痛みを感じながら、自分を取り巻く素敵な環境を楽しまなければならなかったのです。それはとても難しいことでした。旅行をするという希望を実現したわけですが、心の中では様々な思いが交錯していたのです。

　それでも、私はエネルギーをしっかりと充電して帰国しました。素晴らしい旅行の間、自分を精神的にコントロールするように心掛けて

きた私は、再び絶好調の状態になりました。しかし、旅はここで終わった訳ではありませんでした。

不安が大きくなる

　帰国後、診察が待っていました。またほくろをいくつか除去することになったのですが、その時、別の場所に悪性黒色腫があることを告げられました。これが3回目で、きっとこれで命を落とすのだ、と私は確信しました。何もかもが滅茶苦茶になりました。新しいかかりつけ医や皮膚科医の所に何度も通い、不安がどんどん大きくなってきました。

　再びほくろを除去すると、不安をコントロールし、身体をコントロールことはできたのですが、それでもやはり不安で、ガンが転移しているのではないかという思いが心の中から消えることはありませんでした。自分は検査を受けているので、何もかも大丈夫だと考えようとしました。皮膚科の医師が私を診てくれているのだから大丈夫、と言い聞かせようともしました。

　経過観察のため皮膚科に行くと、いつも過去に引き戻されるような気分になりました。記憶が呼び起こされるのです――恐ろしいシーンや、クリニックの匂いなどがよみがえってきます。そして、先には精神的・感情的な試練が残っています。

　治療中はずっと家族や友人から心強い支援を得ることができ、みんなが私の側にいるんだと考えると安心しました。いつも病気のことを話していた訳ではありませんが、何かあれば助けてもらえると考えるだけで救われました。

病気のことをオープンに話さなかった時期もあります。それは治療後のことですが、病気のことを忘れてしまいたかったから話さないようにしていたのだと思います。しかし、精神的な葛藤はずっとありました。
　これまで、いつでも何でもこなしてきたのだから、よほどのことがなければ私は打ちのめされないはずです。だから、今回もそうやって強く乗り切っていかなければならないと思いました。ただ、現実はそううまくいきませんでした。
　ささいなことで傷つきやすくなっていた私は、様々な面で苦しんでいました。家族も、友人も、私の状況を理解してくれていましたが、わざとその話題を避けようとする人の心が見えてしまうこともありました。いつも状況を俯瞰して、他人に余裕をもって接し、機嫌よく振る舞っていた私だったのに、自分を見失い、傷つきやすく、不安でいっぱいの人間になっていました。
　そんな時、デンマーク対ガン協会［巻末参照］のセラピーに通いはじめました。そこで私は、自分がありのままでいられる場所を見つけました。それまで私は、自分の心の「袋」を開いて話すと、それが相手にとって重荷であることが分かっていました。でも、何度も何度もそうせざるを得ませんでした。ところが、このセラピーでは、家族が私の話を聞くのに耐えられるだろうかなんて考える必要がなかったのです。私はいろいろな意味で自分と向き合い、自分の心を整理しました。
　旅は続きます。
　悪性黒色腫は、私にとって一種の喪失であり悲しみでした。自分の一部を失い、それをまた取り戻さなければなりませんでした。長い時間がかかりましたが、痛みと不安を経験することは必要なことでした。

私にとって身体的な症状は大きな負担になり、それによって不安というスイッチが自動的に入りました。言葉に表せないほど強烈な不安でした。それをコントロールするにはほくろを取り除くのが一番だったので、身体に変調があるとすぐに医師の所に行きました。
　しかし、魂から何かを物理的に取り除くことはできません。不安は、幸せを取り戻すという目標に向かって進んでいきます。私に課せられた最も重要で素晴らしい課題は、自分の経験を前向きなものに変えることです。つまり、不安、混乱、無力感、そして混乱に満ちた内面的に辛い時間を経て、物事を前向きに深くとらえられるようにしていくことです。
　しばらくは、自分がどうして悪性黒色腫にかかったのかについて考える余裕はなかったのですが、今考えるといくつか理由が思い浮かびます。私の免疫力が低下していたのかもしれませんし、紫外線を浴びすぎたのかもしれません。ひょっとしたら、元々かかりやすい体質だったのかもしれません。
　日差しが強い時には、太陽の光を浴びないようにしています。自分で適切なルールをつくることが大切です。自分のほくろを検査してもらうために、定期的に受診するようにもしています。自分が今まで受けた検査や診察、手術を振り返ると、あらゆる点でよい治療を受けたと思っています。きっと、安心していいはずです。
　自分の人生の状況をより意識するようになりました。人生に意味を与え、エネルギーをもらえるものに注目し、残りのものは切り捨てるようにしています。意識が変わったので、食べ物や時間の使い方、そして誰と一緒に時間を過ごすかに気を付けるようになりました。誰かと一緒にいる時でも、一人でいる時でも、心の平穏とバランスを保つことができるようになりました。

どんな時にもちょっと立ち止まり、人生について考え、自分がどこにいるのかと考えています。そうすることで、強さと喜びを得ることができるのです。このような内面の平穏に到達するには時間がかかりました。

自分自身の人生について選択を迫られ、個人的選択を避けられない状況に陥りました。幸福と人生の意義を見つけるためには、それらを見つけられない時間も必要でした。やっと両方を見つけた時には、それらがより強く迫ってくるように感じられました。

激しい時間

このようなプロセスは、すべて楽しいものであったと同時にハードな旅でもありました。自分に起きたことを受け入れ、自分がもっているとは思っていなかった資源を利用しながら、自分の力でやっていくことができるのだと悟る旅でした。自分自身について、自分を取り巻く環境、あるいは自分がその一部となっている環境についてより多くのことを学ばざるを得ず、自らの意識の範囲が広がりました。

それによって私は実存的な選択をすることが可能となり、日々の多くの出来事はささいなことだと気付くことができました。混乱を経験し、人生のなかでコントロールできないものに出合ったことで、私は強くなることができた訳です。そして、そのような経験が自分の人生のターニングポイントであることを確信しています。世の中に対する信頼を取り戻し、不安をコントロールすることがうまくなりました。

しかし、不安は今後の人生においても「招かざる客」であり続けるでしょう。私は、素晴らしい人生の武器を手に入れたのです。楽しい

時間がまだまだ待ち受けています。馬に乗ること、美しい木々や海を眺めながらいただくコーヒー、好きな人たちと飲むワイン、そんな時間が今後もずっと続くのです。私は幸せです。

　人生の旅はまだまだ続きます。人生よ、永遠なれ。

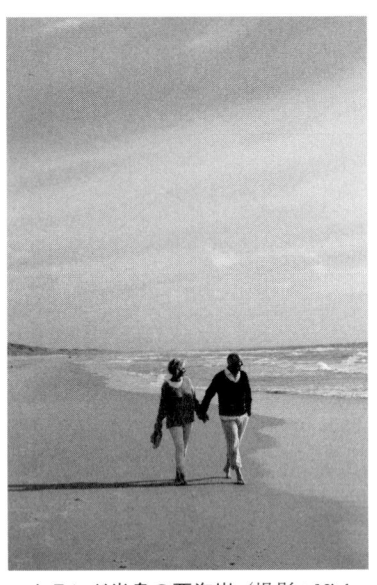

ユトランド半島の西海岸（撮影：Niclas Jessen）

恐怖はいつまでも消えない

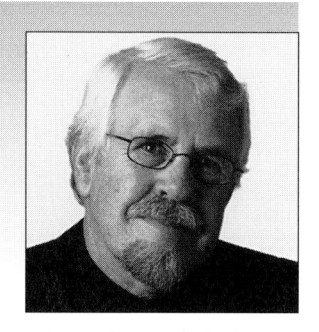

カーステン・アアンスホルト（Carsten Ørnsholt）
1942年生まれ。国有林管理人、
2000年に耳下腺ガンを宣告される。

　9歳の時のことです。自転車で学校に向かっていた私は、1台のトラックに接触して地面に叩きつけられました。そのトラックは自転車を積んでいて、ハンドルの片方のグリップが荷台からはみ出していたのですが、トラックが私を追い越す時、そのグリップが私の左耳のすぐ前の部分、顎関節を直撃したのです。

　地面に倒れた私は、しばらく意識朦朧として横たわっていました。しばらくしてから立ち上がっても、恐怖感がなかなか抜けませんでした。一歩間違えば、危うくトラックに轢かれるところだったのです。

　その後、頬の痛みと紫色の内出血の跡は長い間消えませんでした。耳下腺のあたりでした。2000年になって、私は耳下腺にできた腫瘍を摘出し、それが悪性腫瘍であることが判明したのですが、あの時の出来事がその「スタート」であったような気がしてなりません。

受容――最初の検査

　手術の２、３年前のことです。左耳の数センチ前の顎関節のあたりに、小指の爪ほどの小さなレンズ型のしこりを見つけました。腫瘍やガンなんて思いもつかなかった私は、顎関節のあたりの軟骨かと思っていました。それは、長い間、大きくなることはありませんでした。

　2000年５月、家の側の幹線道路で悲劇的な交通事故が起こり、妻が前夫との間にもうけた14歳の娘がその事故に巻き込まれて亡くなりました。私たち家族はショックで、その後何か月もの間立ち直ることができませんでした。深い悲しみに沈んだ私たちの所では、時が止まってしまったようでした。すっかり生活が変わってしまった私は、妻の悲しみを癒やすことばかり考えていました。

　その年の夏休み、顎関節のあたりにあった「小さなレンズ」が少しずつ大きくなっていることに気付きました。「小さなレンズ」ではなく「小さな腫瘍」なのではないかと次第に思いはじめ、放置する訳にはいかなくなりました。そのことを妻に話す時には、とても慎重に、そして取るに足らないことのように伝えました。数か月前に家族の死を経験した私たちには、その悲しみだけで心がいっぱいで余裕がなかったからです。

　それからかかりつけ医の所に行きました。しこりに触れた医師は、どれくらいの速さで大きくなってきたかをしきりに聞きたがりました。「数年前から少しずつ大きくなってきた」と言うと、医師は安堵した様子でした。耳下腺のそのような腫瘍のほとんどは良性ということですが、私のしこりは固さが通常より固いので、「切除したほうがよい」と医師は言いました。また、手術をする箇所は顔を司る神経が集まっ

ている所なので、腕のよい専門医に任せたほうがよい、ということでした。

ユトランド半島南部にあるスナボー病院（Sønderborg Sygehus）で生体組織検査［11ページ参照］を2回受けました。おそらく良性の腫瘍だろうという結果でしたが、医師は、悪性である可能性も捨て切れないと話し、「どちらなのか、もうすぐ確実に分かりますよ」と付け加えました。まもなく切除することになっていたからです。

腫瘍は耳下腺の中央部にありました。この手術を専門としている医師はオーデンセ大学病院にいたので、そこに入院して手術を受けることになりました。選択の余地はありませんでした。家から遠いオーデンセの病院に入院することになって最初は驚きましたが、専門家に任せることになって大いに安心できました。たとえ自宅に近い病院があっても、手術の失敗や誤診の可能性があるならば、そんな所に行きたいとは誰も思わないでしょう。

なぜこんなことを書いたかというと、現在、デンマークの医療システムに関する社会の議論のなかで、少数の大病院を専門化するべきだ

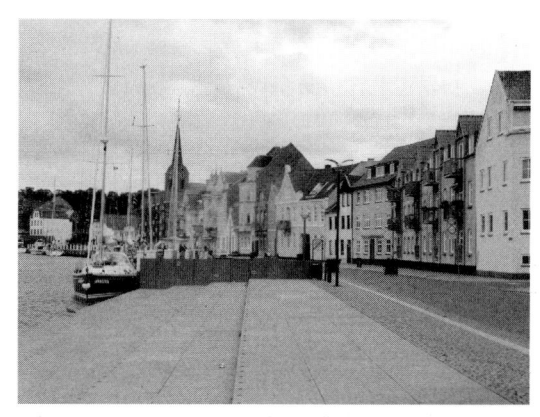

スナボーの港

とか、あるいは小規模の病院でもあらゆる治療ができるようにすべきだとかいう議論が噴出しているからです。

結局、1か月後に手術を受けることになりました。今振り返っても、迅速で信頼のおける対応だったと思っています。腫瘍が良性かどうか分からない状態で、長い間待たされたら不安でたまらなかっただろうと思うからです。

オーデンセ大学病院

入院の日になりました。私は午前4時発の列車に乗り、オーデンセに到着して（確か、10時頃に到着したと思います）、すぐに入院しました。痛みもなく、毎日問題なく元気に仕事をしていた私が、患者になるなんて奇妙な感じでした。本当に短い時間の内に様々なことが起こりました。到着して1時間もしないうちに患者として扱われるようになった私は、自分がなんだか無力になっていくような感覚に陥りました。

医師と看護師の仕事ぶりはさすがにプロというものでしたが、ただ、ちょっと立ち止まって、一人の人間に真摯に対応しようとする時間や余裕、そして意志がほとんどないようでした。元気に過ごしていた私が列車に乗って病院に到着するや否や、顔に管やテープや包帯を巻き付け、不快で痛みを伴う状態で管理されることになってしまったのです。そんな私の気持ちに寄り添うだけの余裕はなさそうでした。

執刀医はとても優しくて、手術の前後にも丁寧に説明をしてくれました。有能さと穏やかさがその医師から感じられました。周りにいた看護師や若い医師たちも同様でした。手術台に横たわる時にも安心感

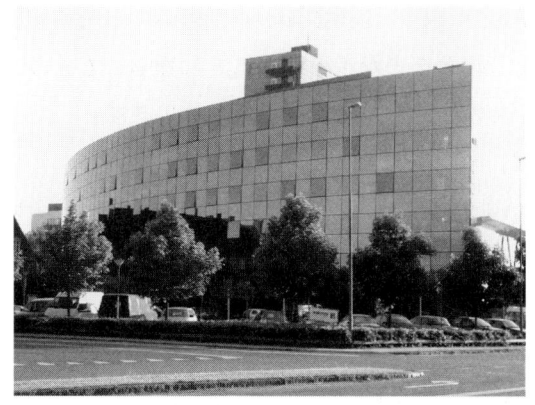

オーデンセ大学病院（撮影：Kåre Thor Olsen, http://commons.wikimedia.org/wiki/File:Denmark-Odense_University_Hospital-patient_hotel.jpg#filelinks）

があり、心から信頼することができました。すべての患者が、同じように感じることができればいいと思います。

　残念ながら、長い手術の間、私の右腕に十分な血流がなかったようで、手術した部位よりも右腕のほうに強い痛みを感じました。退院してからもその痛みが何日も続き、指2本にも痛みがあったので、病院に行って強い口調でそのことを訴えたほどです。

　手術自体はうまくいきました。腫瘍は完全に切除され、周囲のリンパ腺も一緒に切除されました。傷もきれいだと言われて、あとは組織の検査結果を待つだけでした。結果が出るまでには長い時間がかかっています。

　手術のちょうど1週間後に抜糸したのですが、その時に、腫瘍は悪性らしいということと、それがどのようなタイプのガンなのかを調べているところだということを聞きました。のちに、どのような治療を受けることになるのか、この時点ではまだ分かりませんでした。

　人生の終わりが近づいているのかどうかについて、もちろん医師に

何度も尋ねました。そして、これから受けるのは放射線治療なのか化学療法なのか、顔面をまた手術することになるのかどうか……それ以外にもたくさんのことを医師に尋ねたと思います。

　心の中では、近しい家族のことばかりを考えていました。自分が「ガンを患う人」のグループの一人になったことが、次第に理解できるようになっていきました。決して愉快ではなく、これからどうなるのか、ただただ不安でした。

　人生の岐路に立っているのか、それとも小さな石ころが転がっている道を歩いているだけなのか？

　医者に助けてもらいながらその石ころを蹴っ飛ばすと、仕事もしながら、愛する家族と一緒に人生を歩んでいくことができるのか？

　ほかの人と同じようなよい老後を送れるのか？

　このように、頭の中にはたくさんの疑問と思いが湧き上がってきました。それを口に出して言ったこともありますが、我慢したこともあります。そうこうしているうちに、この悪い知らせを持って家に帰らなければならない時が来ました。家では、妻のルトが娘のマリーイを亡くした悲しみで涙を流しているというのに……。

　私に、ガンだと告げたのは執刀医でした。その医師の話し方はとても優しく、感じがよくて、心が安らぐような感じがしましたが、これからどうなるかは医師にもはっきり分からないということでした。沈黙を破って医師が言いました。

「これからどうしますか？　家に帰って、奥さんにこの話をしますか？」

　その後、私はこの医師と長い間話をしました。

　病院を出ると太陽が照りつけていました。9月の終わり頃で気温が高く、最高に気持ちのよい、典型的な晩夏という気候でした。約1時

間後にハザスリウ（Haderslev）の自宅に戻り、ルトにこのことを話すことにしました。

　帰り道の道中で様々なことを考えました。この素晴らしい天気は神様からのメッセージで、私の人生が終わろうとしている訳ではないと気付かせてくれたのだと考えました。これからの治療を乗り越えて、必ず完治するはずだと強く思いました。妻と子どもたちに伝えなければならないのはまさにこのことでした。このような状況で、妻たちが必要としているのはこの言葉だと私は信じていました。

　実際に話をすると、ルトは私を軽く抱きしめ、少し涙を流しましたが、ほとんど何も言いませんでした。ルトはきっと、「ああ、カーステンまでガンになるなんて」と思ったのだと思います。ルトの最初の夫は、皮膚ガンで大きな手術をしていたのです。だから私は、ルトに自分のガンについて伝える時には、絶対乗り越えられるという強い自信をもって伝えるように心掛けたのです。

治療

　非常に珍しいタイプのガンであることが分かりました。世界中を見ても、25〜30の症例しかないそうです。私の場合、そのガンのタイプは平滑筋にまで及ぶものでした。さらに側頭部の組織にまで及んでいるものなら、放射線治療が有効だろうと考えられるとのことでした。

　予防的な治療として、まずは1回の放射線治療がなされました。治療中でも、問題なく仕事をすることができました。残業はできなかったのですが、そんな元気はありませんでした。

　病院と話し合い、私のほうから要望の文書も提出して、放射線治療

を18〜22時の間にしてもらうことになりました。そうすることによって、昼間は仕事をして、夜に治療を受け、そのまま帰宅して休むことができるようになりました。

　オーデンセの大学病院までの移動で時間がとられて家族と過ごす時間が少なくなっていたのですが、それを最小限に抑えることができるようになりました。病院までの移動の際、自分で車を運転したこともありますし、家族や友人が送ってくれたこともありました。

　オーデンセ大学病院の地下にある放射線治療室での経験は強く印象に残っています。何千人もの人が利用する部屋だと思いますが、地下墓地か、大規模な工場のボイラー室といった雰囲気でした。

　そこでは楽しい気持ちで過ごすことはほとんどできませんでしたが、ただ12月に一度だけ、看護師が頑張ってクリスマスの飾り付けをして、私たち「病人」が楽しく過ごせるようにしてくれたことがあります。しかし、クリスマス直前に私への治療は終了しましたが。

　治療機械の調子が悪いことが何度もあって、そのたびに待たなければならず、1〜2時間の遅れが出ました。どの病院でも、スタッフはみんな有能だと思います。ただ、スタッフの病欠や配置基準、休暇などのために人手不足になることが多いようです。

　治療を受けている間に感じたことを、ここでは2点挙げたいと思います。すぐれた医療システムのなかでも、これは批判すべき点であると感じるからです。

❶病気と治療で衰弱し切っている高齢患者への対応。治療が終わってからタクシーや送迎車が来るまでに、何時間も待たされている人がいました。いつ来るのかと何度もスタッフに聞いていましたが、なかなか来ませんでした。このような状態は、不親切で非効率だと思います。

❷放射線治療室の近くの駐車場が、いつも（夜間でも）満車で車を停

めることができないことは大いに改善すべきことです。夜間に勤務しているスタッフが停めているから満車なのかどうかは分かりませんが、リーベ（Ribe）、スナボー（Sønderborg）、ハザスリウ（Haderslev）といった遠方から自家用車で来る患者のために、夜間は駐車場を確保するべきだと思います。10〜15台分用意するくらいは当然のサービスだと思いますし、十分可能だと思います。

　放射線治療は、決して楽しいものではありません。私の場合、治療期間の3分の2が過ぎた頃に副作用が出て、放射線をあてた部位の毛が抜け、ひどい口内炎ができました。予防のための薬をいくつか試しましたが、大して効果はありませんでした。
　左頬の髭が生えなくなったり、左側の唾液腺から唾液が出なくなったりする副作用は2〜3か月間にわたって続きました。左の唾液腺が機能せず、唾液があまり出ない分は別の唾液腺からの唾液がカバーしたようです。また、歯の詰め物が放射線で少しもろくなりましたし、歯肉も少し影響を受けたようです。
　2年の間、3か月おきにオーデンセ大学病院で診察を受けました。何も問題ありませんでした。症状も変わらず、転移もありませんでした。放射線治療が終わった時、医師が「これで治った」と言った言葉は本当だったと思います。

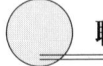

職場と家族、友人の反応

　オーデンセ大学病院で手術することが決まった時、職場の人たち全員に包み隠さず伝えました。診断を受けた時も、治療することになっ

た時も、そのことをはっきりと伝えました。

「ガン」は、言うまでもなくネガティブな言葉です。この言葉を聞くと、人は沈黙してしまいます。聞いた人は、何と言えばよいのか分からなくなって視線を落としてしまいます。そんな時、私がもっと話さなければいけないと思ってしまいます。相手は、私が続けて何を言うか、そしてこの状況について何と言うかを待っているのです。そんな時、私はもう完全に回復したと思っていることをはっきりと伝えることにしています。

この２年間、本当に多くの人が、私の体調について親切に心配してくれました。それによって、私自身が病気のことを思い出し、周りの人が心配してくれていることを思い出しています。

みんなが声をかけてくれるのは、人々がガンに対して恐怖を抱いているからだと思います。私に病気のことを思い出させようとしている訳ではないでしょうが、私はつい思い出してしまうのです。人から聞いたことを自分が信じるのかどうか、また体調について自分が正直に話しているのかどうかなどについて、よく考えることはとても重要なことだと思います。

周囲の人々に支えてもらったことによって、私は前に進むことができました。どのようなことでも、人と話してあらゆる角度から考えることが大切です。

恐れる気持ちは消えない

普通の健康状態とはどのようなものでしょうか。生涯、ガンと無関係で暮らすのが普通なのでしょうか。ガンによって生涯を閉じるのが

普通なのでしょうか。それとも、ガンの診断を受けて、その後回復するのが普通なのでしょうか。これらは普通とは言えないでしょう。だから、いつも恐怖が潜むことになります。

　腫瘍が、今自分の身体のどこかにあるのでしょうか。医師の所に行くべきなのでしょうか。また、ガンが自分のところに戻ってきたのでしょうか。あるいは、別のガンにやられているのでしょうか。

　私たちは、決してこのような不安から逃れることはできません。特に、一度ガンであるという診断を受けた者にとってはなおさらです。できる限り穏やかに過ごすことが大切です。私がぜひ伝えたいことは、体調の変化があったり、しこりを見つけたり、何らかの痛みを感じたりすれば、家族と相談して医師にかかり、診断が確定するまでしっかり問題に向き合ってほしいということです。

　もし、ガンであることが分かっても、自己価値観と心の強さを保ち続けてほしいと思います。世の中には、私たちの理解を超えることがたくさんあると言います。

　人間は月に行って戻ってくることまでできるのに、ガンという問題を解決することができないのです。技術的な問題もあるでしょうし、生物的な問題——あるいは、人生と精神の問題と言ってもいいでしょうか——もあるでしょう。私たち人間は、世界を自由に操ることができませんし、これからどうなるかも分かりません。

　それゆえ、教会に行って祈りを捧げる時、神に私と家族の健康をお守りくださいと祈ります。

　私がガンという診断を受けたのは誰のせいでもありませんし、神が私に罰をお与えになったとも考えていません。反対に、神が私を助けてくださると信じることで救われました。

　ただ、50年前に耳下腺を強打したこととガン発病との関連性を、医

学が説明することができればいいのにとは考えています。そうすれば、ガン発病の仕組みが少しでも明らかになるかもしれません。でも、今のところ誰にも分かりません。

21 壁に背を向けて

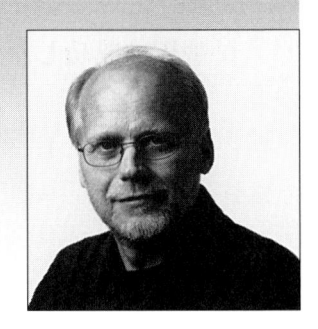

イーレク・ハニバル（Erik Hannibal）
1948年生まれ。建築家、
1998年に前立腺ガンを宣告される。

「前立腺ガンは人が死ぬ原因ではなく、それと一緒に人が死ぬものだ」
　この言葉は、前立腺ガン患者がよく耳にする神話です。この言葉からも分かるように、前立腺ガンは高齢者の病気だと考えられています。
　そして、「50歳以下の男性は前立腺ガンにかからない」とも言われています。残念ながら、現実は違っているのですが、専門家の間でもこの神話は浸透してしまっています。そのおかげで、私に症状が出て医師にかかってから、1998年9月半ばに前立腺ガンと診断されるまでに約1年もかかりました。
　MRI検査で分かったのは、仙骨に至るまで脊髄のほぼ全体にガンが転移しているということでした。前立腺ガンは骨に転移しやすく、私の場合、椎骨を含めた脊髄への転移ということらしいのですが、当時はそんなことについてまったく知りませんでした。
　診断までの1年は、入院と待機の繰り返しで、何度も検査を受けなければならず、最悪の1年でした。原因が分からないままに痛みがひどくなり、下半身の一部が麻痺する神経症状まで出ていました。

手術は成功したが、患者は亡くなった

　ガンと診断されるまでの最悪の１年間を過ごした後、「手術は成功したが患者は亡くなった」という状態に私はなりました。どういうことか、手短にお話ししましょう。

　1997年秋、背中に違和感を覚えはじめ、1998年１月には排尿に問題が出てきたので馬尾症候群（cauda equina syndrom）[1]の恐れがあるということで緊急入院しました。

　MRI検査で軽度の椎間板ヘルニアが見つかり、同じ日に手術をしました。短期的に症状は改善（手術は成功）したのですが、その後が本当の地獄で、病院の最悪な面を身をもって体験することになりました。入院をして検査を何度も受けたのですが、そのたびに長い時間待たなければならなかったのです。

　症状が出はじめてから１年経った1998年９月初め、開業している神経科医からの指示で、症状の原因を調べるために病院でMRI検査を受けることになりました。すぐに腫瘍科に入院し、短期的な治療を受けました（患者は亡くなっていない）。その後、私が抱いた疑問は次のようなものです。

・医者は前立腺ガンについて十分な新しい情報を得ているのだろうか？
・診断方法は十分に信頼できるものなのだろうか？

　この疑問に対して、私が前立腺ガン患者の組織「PROPA」[2]で患者たちと何度も話をしたうえで得た答えは「ノー！」でした。

　ただ、前立腺ガンの診察に関してはガイドラインが変更され、よい

方向に進みつつあるようなので喜ばしいことです。40〜50歳の男性で排尿に問題がある人や、肩、腰などに痛みがある人にはPSAの値を測定する血液検査を実施することが義務化されるそうです。以前からの方法（直腸診）は、多くの場合、有効でないか、単独では使えなかったりするようです。

生き延びるための戦略

「ガン」という診断を受けるのは、恐らくほかの多くの人にとってもそうであるように、私にとってもショックな出来事でした。背中の症状が、ガンによるものとは想像すらしていませんでした。私の検査を担当した医師のなかにガンを疑う医師がいたとしても、従来の検査方法では何も見つからなかったので、ガンという診断には至らなかったでしょう。治癒率があまり高くないことを知っているので、ガンを宣告された時は「死の宣告」に聞こえました。

一方、それまでの1年間、なかでも特に苦しかった最後の2〜3か月のことを考えると、それよりはましだとも思いました。とにかく、今は原因が分かったのだから、それに対して行動を起こさなければな

---

(1) 馬尾症候群とは、脊髄から下に伸びている神経の束である馬尾神経が圧迫されて障害を受けることにより起こる神経症状のこと。
(2) 前立腺ガン患者支援のための組織で、2000年に設立された。前立腺ガンとその治療についての知識を提供するとともに、前立腺ガンの予防や治療、緩和ケアの向上を目指して活動を行っている（PROPA（2008）Prostatacancer – patientforeningen 参照）。
(3) PSAとは「前立腺特異抗原（prostate-specific antigen）」の略語で、前立腺の上皮細胞から分泌されるタンパクである。PSAが高い場合には、前立腺癌、前立腺肥大症、前立腺炎などが考えられる。（日本泌尿器科学会 https://www.urol.or.jp/public/symptom/08.html）

りません。診断を受けた日の夜に妻と弟と相談して、どのようにして病気と闘うか、戦略を考えました。このような状況で、強い社会的ネットワークがもつ意義は、強調してもしすぎることはありません。

　戦略を考えるにあたって基本となったのは、通常のガン治療だけではだめだという認識と、それまでの経験から抱いていた「制度」に対する不信感でした。ただ、「制度」が名誉回復する出来事もありました。診断を受けた次の日には入院ができましたし、さらなる検査（血液検査、組織検査など）の後、手術、放射線治療、投薬治療をすぐに受けることができたからです。

　腫瘍科で私がはっきりと聞いたのは、他の部位に転移してしまった前立腺ガンは完治しないが、外科的または内科的なホルモン療法で症状を抑えていくことは可能だということでした。その後に知ったのですが、前立腺ガンは男性で2番目に多いガンで、致死率は60%だということです。

　骨に転移した場合、現在の治療法はあまり有効ではないようで、私の置かれている状況は、スカイビュー病院（Skejby Sygehus）の医長の言葉を借りると「苦しい状況」ということでした。現在の治療法だと80%の確率で病気の進行を抑えることができるが、しばらくすると効果が弱くなり、約18か月するとまた症状が現れてくるそうです。

　この治療法での生存期間は平均30か月だということでした。これは多くのケースからとった統計学的な平均値ですが、私はこれをふまえて考えました。私のような患者が、ほかの治療法がないのかと探すのは自然なことです。現在の治療法が効果的でないということが分かっておきながら、なぜ医師が他の治療法に関心を示さないのか、誠にもって不思議です。

補足的な治療

　自分の考えた戦略のなかで、現在の医療制度外から三つの治療法を選び、私はそれを受けることにしました。それは、「免疫療法」「鍼治療」「身体トレーニング」の三つです。これらのおかげで、治療開始から３か月後に、勤務時間を短縮（週12時間勤務）した形で仕事に復帰し、普通の家庭生活を送ることができるようになり、1999年９月からは医学的な治療を受けずにすむようになりました。

　現在の治療法は効果もありますが、身体の免疫力が下がるという副作用があることは誰もが認めるところです。ですから、通常の治療法に加え、免疫力を高めて悪化を防ぐことができる別の治療法を試すことは私にとって当然のことでした。

　私の受けた免疫療法の一つは、高濃度ビタミンＣ療法でした。この療法のガンに対する効果は1970年代の初め頃から知られています。ビタミンＣを投与された末期患者群は、骨に転移したガン患者の痛みが劇的に改善されるだけでなく、投与された群と比べて生存率が4.2倍も高かったことが1976年に報告されています。ガン治療におけるビタミンＣの意義は、エワン・キャメロンとライナス・ポーリングの著書『ガンとビタミンＣ』（フィラデルフィア、1993年）に書かれています。

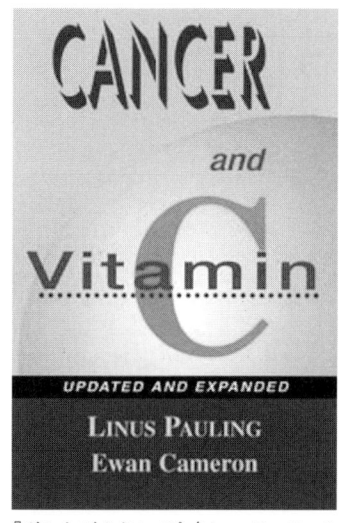

『ガンとビタミンＣ』（Linus Pauling & Ewan Cameron, Camino Books）の原書書影

> 　あらゆるタイプのガン患者に、できる限り早い段階からアスコルビン酸（ビタミンＣ）の治療を補足的に行うことを我々は推奨する。このシンプルな方法が、ガン治療の効果を著しく高めることを確信している。患者の病気に対する抵抗力を高めるだけでなく、ガン治療そのものによる重篤な、時には致命的な合併症を防ぐこともできる。高濃度ビタミンＣ療法が、そう遠くない未来に、あらゆるガン治療方法のなかで確固とした位置づけを得るようになると確信している。

　これらの先行研究では、１日にビタミンＣを10g投与しています。参考までに、ビタミンＣの推奨摂取量は１日当たり60mgです。その後の研究で、高用量のビタミンＣ（点滴で90〜100g）は直接的かつ選択的にガン細胞を殺す働きがあり、それと同時に、正常細胞にはよい作用をもたらすことが分かりました。
　免疫療法のなかでビタミンＣは特に有効であると書きましたが、ほかに健康的な食事など、重要なこと（ミネラル、ビタミンなど）がたくさんあります。
　鍼治療については、経験から、痛みの緩和に特に効果があると分かりました。また、身体全体の調子（エネルギー）を上げるのにも効果がありましたし、免疫力を高めるにも効果があると思います。
　ここで重要なのは、通常のガン治療以外の治療法もあって、ガン患者の治療法を考える際にはこれらの治療法も含めて検討すべきだということです。
　これらの治療法の効果については、立証されていないという意見があることも知っています。医学の世界で治療効果の立証をする際には、積み重ねられた症例に基づいた学問としての規範、または理論に照ら

し合わせ、無作為化対照試験(4)や二重盲検法(5)といった臨床試験を経なければ立証されません。このような方法論を否定する訳ではありませんが、それを普遍的なものとして見ることはできないと思います。

　この方法論が、理論的実体をもち得ない分野もあります。例えば、補完療法の一部は、患者が治療に自律的にかかわる主体であることを前提としています。この不可欠な主体としての側面は、実証主義的な学問の伝統とは相容れません。なぜなら、実験する変数以外の変数をコントロールすることが難しくなるからです。

　それに、方法論に固持することが、実際には倫理的な理由などから不可能な分野もあります。さらに、大規模な無作為化試験は莫大なお金がかかります。その結果として、投資分に見合う収入が得られる製品の開発につながることは珍しく、そのような試験に投資する人はほとんどいないでしょう。

　私の意見では、効果の立証の基準について理論的な議論をもっとする必要があると思います。治療方法には効果の立証が必要であるという基本的なことを否定するつもりはありません。それがあるからこそ、私たち患者が様々な治療法を専門的な見地から評価することができるのですから。

---

(4) 乱数表などを用いて、研究参加者を無作為に複数の治療法のなかの一つに割り付け、治療効果を比較する試験をいう。標準的な方法では、無作為に治療方法が決定されることを参加者に説明し、これに同意した者を登録し無作為割付の対象とする（伊藤正男・井村裕夫・高久史麿編『医学書院　医学大辞典』医学書院、2003年、2,378ページ）。
(5) 薬効を臨床上正しく評価する方法の一つ。特に、心理的影響を避けるために行う。元来は、患者および医師の双方に治療薬と偽薬（プラシーボ）の区別を知らせずに第三者である成績判定者だけがその区別を知って行う。やり方は二つに大別される。一つは、患者群を試験薬群とプラシーボ群の同数に分けて、その効果を比較する方法。もう一つは、同一患者に試験薬とプラシーボを交互に投与して効果を見る方法である（『南山堂　医学大事典』南山堂、1,554ページ）。

「生き延びる」だけではなく「生きる」

　前述のように、身体トレーニングは私の戦略のなかで重要な要素となっています。それには二つの理由があります。まず、私は診断を受けるまでの「衰弱」の1年間にすっかり体力が弱ってしまったため、体力を戻すために集中的にトレーニングをする必要がありました。もう一つの理由は、普通の生活を送るためには、それなりの体力が必要だと経験上知っていたからです。体力は、広義のQOLと関係があります。なぜなら、それなりの体力があれば、仕事（私はパートタイムではありましたが、仕事を続けていました）においても余暇においても活動的に過ごすだけの余裕がもてるからです。

　1998年の私を知っている人は、私がまたスポーツをできるようになるとは思わなかったでしょう。もちろん、運動のレベルは落としましたが、スキーに行く楽しさは言葉に表せないほどのものです。

　身体トレーニングを何時間も続けてきた甲斐がありました。部分的には脊髄に受けたダメージの後遺症を補うことは可能でしたが、ここでも家族の協力は不可欠で、妻は不断の努力で私を励ましてくれました。

　このように、病気としっかり向き合い、必要な知識を集め、正しい治療法を選ぶことは私にとって大切なことでした。その意味で、患者組織の「PROPA」を通じて同じ境遇の人たちと話をすることができたことは、大きな支えとなりました。また、毎日をできる限り「普通に」過ごすことも重要です。

　2001年12月に受けた骨の検査で、転移は見つからなかったということを最後に強調しておきたいと思います。検査結果がずっとよかったので、1999年9月以降は定期的な診察を受けていません。

22 悲しい繰り返し

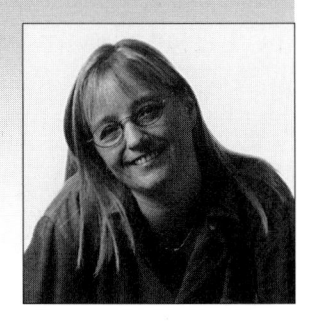

リーサ・スィモンスン（Lisa Simonsen）
1962年生まれ。保育士、
1984年に卵巣ガンを宣告される。

　発病したのは、恐らく16歳の頃だったと思います。その頃から下半身に痛みが出て、何度か医師にかかって検査をしてもらいましたが、「腸に細菌が入ったのだろう」と言われました。痛みが出たり消えたりで、最後には痛みがあるのが当たり前という状態になりました。様々な治療を受けましたが、どれも効果はありませんでした。

　19歳の時、オペア[(1)]でロンドンに行きました。素晴らしい一年間を過ごして帰国し、その後、コペンハーゲン郊外のアルバツロン（Albertslund）にある寮に引っ越しました。アルバツロンでは、女医に診察してもらっていました。

　ロンドンの家族から、夏にまた戻ってこないかという誘いの連絡があったので、翌年の夏にまた行くことにしたのですが、出発直前に痛みが出たのでかかりつけ医の所に行きました。卵巣に嚢腫（のうしゅ）があると言われ、ロンドンから帰国したら再受診することにしました。

---

(1)（Au Pair）海外の家庭にホームステイしながら、その家庭の子どもの育児や家事を手伝う海外滞在の方法。

ロンドンに滞在している間に体重が減り、全体的にはあまり調子がよいとは言えませんでしたが、滞在そのものは楽しいものでした。滞在中にも痛みはありましたが、それ以前にもっとひどい痛みの時がありましたから我慢できました。ただ、怖くなってきたので、帰国してすぐに医師の所に行きました。そこからはいろいろなことがあり、目まぐるしく日常が過ぎていきました。

　アルバツロンのすぐ東、グローストロプ（Glostrup）という町にある県立病院に入院し、検査の結果、「未分化胚細胞腫」という診断がなされ、手術を受けることになりました。「未分化胚細胞腫」は、卵巣にできる比較的良性の囊腫(のうしゅ)だと聞かされました。囊腫は直径５センチあったそうなので、一晩やそこらでできたものではないでしょう。卵巣を巻き込む形で肥大していったようなので、囊腫を摘出するだけではすみませんでした。

　担当の医長もこのような病気の患者を診るのが初めてらしく、私を実験台として扱っているような印象を受けました。当時、私は22歳と若く、この病気を乗り越えられるのかどうか確信がもてませんでした。私の気持ちを尋ねてくれる人がいてもいいのに……と何度も思ったのですが、誰も尋ねてくれませんでした。ほかの患者や家族とは話をしたりしましたが、病院側から尋ねられたことは一度もありませんでした。

　片側の卵巣が残っているので、検査のため頻繁にグローストロプの病院に通いました。最初は３か月ごと、しばらくするともう少し長い間隔で診察を受けました。病院では、血液検査をして生殖器の検査を受けました。必要であると医師が判断したからです。

　約１年が経つと、今度は前回と反対側に痛みが出てきました。医師に話しましたが、「問題ない」ということでした。検査もしたので確

実に分かったはずなのですが、「異常はない」と言われました。

　生涯のパートナーであるミケールが側にいて、私を支えてくれました。特に、私が話をしたいと思うときには必ず側にいてくれて、話を聞いてくれない人たちに対する愚痴にも彼は耳を傾けてくれました。

　数か月おきに病院で検査を受けるたびに、「前の時と同じ痛みがある」と訴えたのですが、軽くあしらわれているように感じました。24歳にもなるとテーブルを叩いて騒ぐ訳にはいきませんし、実際、そんなことはしませんでした。

　その後、シェラン島北部のウルストゥゲ（Ølstykke）に引っ越して、そこでかかりつけの女医に診てもらうことにしました。私の下半身を検査した女医は、なんと「残った卵巣に囊腫があるようだ」と言うのです。グロストロプの病院で至急スキャン検査を受けることになったのですが、その結果、また直径5センチの囊腫が見つかりました。

　今度は、そこから少し北に行った所にあるフレズレクソン病院（Frederikssund sygehus）で手術を受けました。手術の前、いったいどうなってしまうのかと不安でした。

　囊腫はどのような状態なのだろう？
　これから、子どもを産むことができるのだろうか？
　いったいどうすれば、子どもをもつことができるのだろうか？

　手術後に目を覚ますと、今後、子どもを産むことはできないと聞かされました。この時も、私の気持ちを尋ねてくれる人はいませんでしたし、話し相手になってくれる人もいませんでした。病棟には産科と共同で使っている部屋があり、生まれたての小さな赤ちゃんをたくさん目にするのが辛くて、すぐに退院することにしました。

養子

　その後は、本当に辛い日々を送りました。周りにいる友人や知人に子どもが生まれ、とても可愛いらしいのですが、私の子どもではないのです。小さな子どもがいる友人の所に遊びに行くたびに、私は泣きました。ありがたいことに、ミケールはいつも私を広い心で包んでくれました。

　子どもが欲しいということでは意見が一致していたので、私たちは養子を迎えることにしました。ミケールからのプロポーズのあと私たちは結婚し、養子を迎える手続きをはじめました。そして、宝物のような素晴らしい子どもをコロンビアから迎えたのですが、実はそれまでに5年もかかっています。

　その間、養子縁組を許可する県のケースワーカーから聞いて知ったのですが、私のかかった「未分化胚細胞腫」というのは良性ではなく、極めて悪性のものだったのです。また、かかりつけ医からは、私の病気は両面的な性質があり、若い女性に比較的多く、男性の精巣ガンにあたるものだと聞きました。

　その時に、初めて「ガン」という言葉が私のなかに出てきました。それまで病院の医師は、「まあ、ガンの一種のようなものだと言うこともできるかもしれません」としか言っていなかったのです。

　定期的な検査をしっかり受けるため、フィンセンセンター［13ページの注参照］に通うことになりました。そこで言われたのは、囊腫が早く見つかっていれば、このタイプの囊腫は治療しやすいので、うまく治療できていたはずだ、ということでした。また、スキャン検査で囊腫は見つけられたはずだとも聞きました。卵巣の囊腫は見つけにく

いけれども、スキャン検査を受ければ見えるはずだというのです。

　私は怒りに震えました。今思えば、最初に私を検査した医師に何か言うべきだったと思いますが、もう済んだことですし、私にはそんな気力もありませんでした。

　フィンセンセンターで受けた対応も、フィンセンセンターが閉鎖された後に王立病院で受けた対応も非常によいもので、賞賛に値するものだと思っています。しかし、それ以外ではデンマークの病院に対してよい印象はもっていません。医師には、患者の言葉に耳を傾けることを学んでほしいと思っています。患者のことは、患者が一番よく分かっているからです。

　卵巣を摘出したおかげで、更年期までの間、ホルモン剤を服用しなければなりませんでした。私には「残念ながら」子宮が残っているので、生理の時は面倒です。子宮も摘出していればそんなこともなかったのに、と思ってしまいます。

　宝物のような子どものことに話を戻しましょう。可愛い娘が私たちの所にやって来るまでに5年もかかったのは、ガンを患ったことがある人は健康であると認定されるまでに時間がかかるからです。

　ただひたすら待たされたことは、やはりショックでした。何が悪いのかについて、誰も教えてくれませんでした。聞けばよかったのでしょうが、そうしなかったのは、答えを知ることが怖かったからかもしれません。

　私たちは、1992年の秋、生後3か月だったスィスィーリェを迎えるためにコロンビアに行きました。それは人生最高の出来事で、この喜びの大きさは、私たちが「つくった」子どもであったとしても同じだと思います。スィスィーリェをコロンビアから連れて帰ったのは、私

の30歳の誕生日の日でした。これ以上に素晴らしい誕生日プレゼントがほかにあるでしょうか。

　4年後、私たちはまたコロンビアからマウヌスを養子に迎えました。マウヌスを連れて帰ったのは6月5日の父の日で、今度も素敵なプレゼントになりました。

　私は、素晴らしい夫のおかげで素晴らしい子どもたちと素晴らしい家族に恵まれ、本当に素晴らしい人生を送っています。病気は再発しないと思っています。別のガンにかかるかもしれませんが、ほかの人よりかかる確率が特に高い訳ではありません。

　病気のことを話すと、私の話を聞いて、真剣に受け止めてくれなかった医師たちに対する苦々しい気持ちが湧きあがってきます。でも、そのような気持ちのおかげで、私と家族が抱いてしまいがちな不安なことを忘れることができたのかもしれないと思っています。

23 人生を取り戻す喜び

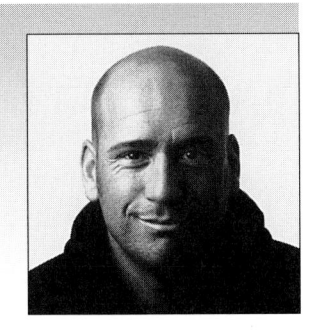

ピーダ・オリヴァ・ハンスン（Peter Oliver Hansen）
1967年生まれ。俳優、
1999年に精巣ガンを宣告される。

　それは、私がユトランド半島南部のスナ・オメ（Sdr. Omme）にあるホテルの一室に座っている時のことでした。その頃、デンマーク劇団[1]の上演ツアーに参加していて、『ハムレット』のホレイショウ役を演じていました。

　1か月半前に精巣の片側にしこりがあるのが見つかり、すぐに摘出しましたが、5日間入院した後にすぐに舞台に戻りました。ただ、身体を動かすのは少し控えめにしていました。

　手術後、定期的に血液検査を受けて、問題がないかどうかチェックしてもらいました。手術の後はたいていの場合問題ないものですが、私の場合はそうではありませんでした——大きな問題が見つかったのです。ガンが広範囲に転移していて、直ちに化学療法を受けなければ

---

[1] （Det Danske Teater）デンマーク最大の劇団で、1963年に結成された。毎年7～9本の劇をプロデュースし、年間250～300回公演を行っている（Folketeatret http://www.folketeatret.dk/da-DK/About/Teatrets%20historie/Om%20Det%20Danske%20Teater.aspx）。

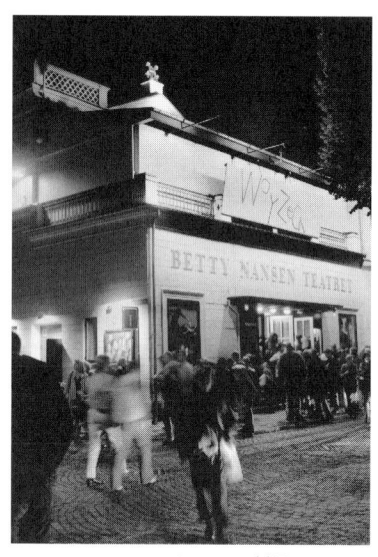

ベティ・ナンスン劇場

ならないことが分かりました。
　ホテルの電話を取ると、王立病院の医長が、「次の月曜日に入院できるよう予約をしておきました」と言いました。ショックを隠せない私は、「治療を3か月延期できませんか」と尋ねました。なぜなら、当時、デンマーク放送局の子ども番組をあと4回分収録しなければなりませんでしたし、『ハムレット』の上演ツアーが半分も残っていたからです。それに、ベティ・ナンスン劇場で大役(2)を演じることも決まっていました。しかし、答えはもちろん「ノー！」でした。
　もっとも、医師の指示に従ったから、今私はこうしてこの原稿を書くことができているのです。
　王立病院からの電話を受けた11月17日の夜、『ハムレット』上演にかかわっている役者やスタッフを集めて話をしました。ツアーを離脱しなければならず、もう戻ってくることはできない、と伝えました。何か「怪しいもの（something rotten）」があるのはデンマークだけではなく、世界中にあり、特に私の身体の中に何かがあるのだ、などと話しました。(3)
　化学療法をはじめるまでの数日間は、夜は舞台を続けながら、7〜8か月続く化学療法のために心身ともに準備をしました。ちなみに、これまでの私の人生は悲しみとは無縁で幸せなものでした。
　これからどんなことが起こるのか分からないだけに、不安でいっぱ

いでした。それに、選択の余地がないことなんだと考えると、ぞっとするような気分でした。周囲の人たちはこの悪い知らせを落ち着いて受け止めてくれましたが、深く悲しむ人も何人かいて、逆に私が慰めてあげなければならないぐらいでした。

　タバコも吸わず、お酒も飲まず、食事に注意していつもオーガニック食品を食べるようにしていた私がガンにかかったということに、多くの人々は驚いていました。ガンは公平なものではないのです！　なぜ私が「選ばれた」のかという論理的な根拠を探すことを、私はすぐに諦めました。

　非常に腹が立ったのは、周りの人々が、なぜ私がこのような不条理な状況に陥ったのかと原因を探そうとすることです。ある人は、「幼少期の怒りが蓄積したためではないか」と言いました。またある人は、「性的アイデンティティが曖昧なせいではないか」と言いましたし、「名前を変えるべきなのではないか」と言う人もいました。

　まったくもって腹が立つ!!

　デンマークでは、毎年18〜35歳の男性のうち約300人が精巣ガンであると診断されており、治癒率は約95％となっています。最も大切なのはこのことです。

　時々思うのですが、今、私だけが大変な目に遭えば、ほかの人は救われるのかもしれません。また、別の時に、ほかの人が大変な目に遭えば、私が救われるのかもしれません。私は宿命論的な考え方をするほうですし、自分と違う意見にも耳を傾けるほうだと思いますが、す

⑵　(Betty Nansen Teatret) デンマークのコペンハーゲン中心部のフレズレクスベア (Frederiksberg) にある劇場。1869年設立。

⑶　シェイクスピアの作品『ハムレット』に出てくる「something is rotten in the state of Denmark（デンマークの何かがおかしい／腐っている）」という台詞を使って筆者は表現している。

べての病気の原因が本人にあるとか、ブロッコリーだけが健康によいといったような考え方にはまったく賛成できません。

それにしても驚いたのは、闘病生活中に出会ったたくさんの医師と看護師のなかで、食生活がどれほど大切かと話してくれたのはたった一人だけだったということでした。その一人は、「回復した後も、食生活が大切だ」と言っていました。

最悪だった化学療法

化学療法で使う薬品の量は、患者の体重によって決まります。健康で体格がよかった私の体重は85キロで、薬品の量もそれなりに多くなりました。

1回につき5～6日入院して、合計4回の治療を受けたのですが、それ以外にも救急で運ばれたこともあるので何度も入院経験はあります。ちなみに、化学療法は、日中に9時間続けて行いました。ひと冬で、本当に大量の薬品を身体に注入しました。そう、あの年はあっという間に冬がやって来て、そして過ぎ去っていったのです。

最初から心に決めていたことですが、自分の病気について、そして特に治療について疑問に思ったことは何でも質問するようにしていました。ですから、どのような薬がいつどのように使われるのか、正確に把握していました。

ヘモグロビンの数値や腫瘍マーカー値も頻繁に聞いています。ラテン語の分かる友人がしょっちゅう来て、一緒に私のカルテに目を通してくれました。調子が良い時も悪い時も、いつでも状況を把握することができたので安心感が得られましたし、心を強く保つことができま

した。

　あらゆることを詳細にフォローできると、病気に対抗する力が得られるような気がしました。状況を把握していたために、化学療法に強く反応したのだと思います。それまで健康だった私の身体にこんな大量の毒物が入れられたら、当然、身体は強く反応するだろうと解釈していました。

　このように、私はいつも自分自身の解決策と論理的な解釈について考えていました。

　腫瘍科では、とてもよい治療を受けることができました。ここでは、すべての患者が特殊な治療を受けていたと思います。

　「ここに入院しているのは病状が重い人ばかりだ」と、私はよく思いました。この病棟にいるほとんどの患者より、私のほうがよほど見通しが明るいということを知っていました。

　4回の入院中、私はほとんど食事を摂ることができませんでした。私はいつも食べ物のことばかり考えるほうで、料理も大好きで、冷蔵庫にはいつも食材がいっぱい入っていました。そのうえ、レストランに食べに行くのが大好きな人間だったのに、突然、食欲をすっかりなくしてしまったのです。

　王立病院の食事が美味しくなかったことだけが理由ではありません。確かに、食事のほとんどは茹ですぎの野菜と豚肉を煮たものばかりでしたが……ええ、本当に！

　治療が終わって家に帰ってからも、クリスプブレッド[(4)]一切れや、バナナ半分が食べられるまでに何日間もかかりました。そのため、拒食症になったら地獄だろうな、と理解できるようになりました。好きで

---

(4)　北欧で古くから食べられている平たくて固いクラッカーのようなパンのこと。

食べられない訳ではないので、拒食症は想像するよりずっと苦しいことだと思います。

時には、8日間続けてほとんど何も口にしないこともありました。また、パン一口分が、どれくらいの間胃の中にあるのかを計りました。つまり、吐いてしまうまでの時間です。その結果、1時間以上胃の中にあれば、少しは栄養が吸収されることが分かったので、1時間経つと便器に向かっていました。

一生分の食欲をなくしてしまい、もう二度と普通に食事をすることができないのでは、と思いました。でも、食べられるようにしなければなりません。一般的に、吐き気は薬で効果的に抑制することができるのですが、私にはあまり効きませんでした。休みなく6か月間、二日酔い状態になっているような感じだったと記憶しています。スケジュール帳を見ると、例えば2000年1月10日のところには次のように書いていました。

「14回嘔吐。辛すぎる！ 神様、私の身体はどうなるのですか？」

ガンそのものを感じるだけの余裕はありませんでした——ありがたいことに。

回復させてくれた化学療法はあまりにもきつく、容赦ないもので、経験がない人には説明することさえ困難です。化学療法をはじめてから効果を感じるまで約3週間かかりました。効果が見えると、疑う気持ちはなくなりました。鏡の前に裸で立ち、頭と体中の毛を引っ張るとすべて抜けてしまったあの朝のことは忘れられません。

17キロも体重が落ち、全身の血色が悪くなり、トイレにさえ行くことができない日もありました。化学療法のたびに、身体がますます過敏になっていくような感じがしたのを覚えています。あらゆる匂い、

味、そして特に音が耐えられませんでした。また、新聞を読むことも、電話で話をすることもできない時期がありました。大好きなトローオルス・クルーヴェデール⁽⁵⁾のテレビ番組も、刺激が強すぎて観ることができなかったのです。夜、22時に薬を飲むことになっていたので、それまで時間をなんとかやり過ごし、薬を飲むとやっと休むことができました。

　1999年12月12日、私は32歳になりました。免疫力が落ち、扁桃腺が腫れて入院したので、誕生日プレゼントは強い抗生剤と500mlの輸血でした。それは週末のことで、みんなはクリスマスパーティーを楽しんでいました。

　朝早く目覚めると、王立病院の病室の窓からテインスヴァイ通り（Tagensvej）の酔っぱらいたちが見えました。私は身体全体に毒を入れて何とか生き延びようと闘っているのに、その一方で、楽しい夜を過ごすために自らアルコールのような毒で身体を満たしている人がいるなんて、と理解に苦しみました。しかし、今はそれが理解できるようになりました。

　朝のラッシュアワーになると、バスの中に座っている乗客たちと人生を取り替えたい気持ちにかられました。なかには、移民の女性で子どもが9人いて、ノアヴェスト（Nordvest）にある職場まで掃除の仕事をするために乗車している人もいるでしょう。彼女と人生を取り替えたい！　ガンから逃れるために、私は想像のなかで、自分の学歴まで誰かのものと取り替えていました。

　自分にとって最も重要なのは、役者になることだとずっと思ってきました。今後、舞台に戻ることがあるのだろうか、と不安になること

⑸　(Troels Kløvedal, 1943〜）デンマークの作家。船で世界中を航海して、数多くの旅行記を出版している。テレビの紀行番組などにも出演している。

もよくありましたが、そんな時には自分自身に言い聞かせました。もし、元気になったら、全力で人生を生きよう、と。もちろん、舞台以外の場所でも！

家族と友人からの気遣い

闘病中に最も強く心に感じたのは、私の大好きな人たちからの気遣いでした。もちろん、親友たちは最初からサポートしてくれましたし、あまり会っていなかった知人たちも連絡を入れてくれて、支えてくれました。

長い間、私を支えようとしてくれた人たちから、応援の手紙や絵はがきが毎日届きました。病気になると、恐ろしいほど孤独になるものです。たとえ検査結果が良好で見通しが明るいとしても、胃や肺に転移があると知ってしまえば、死ぬかもしれないという不安感は、車でひどく渋滞するランゲブロー橋（Langebro）を自転車で走っているときよりも100倍も大きくなるのです。

ほとんどの人が死を恐れていると思いますが、死が急に現実味を帯びて迫ってくると、そして選択の余地がなくなってしまうと何かが変わってしまいます。誰かが手紙をくれた

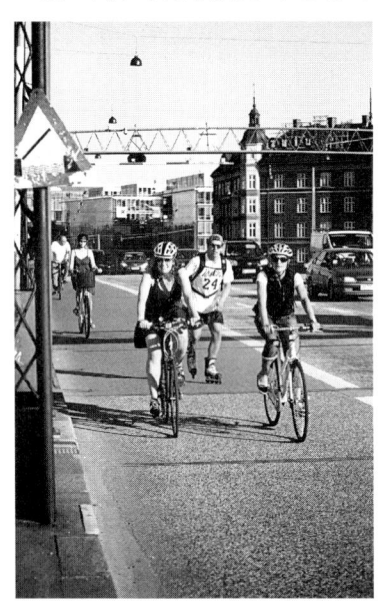

ランゲブロー橋を自転車で渡る人たち
（撮影：Østdansk Turisme）

り、電話をかけてきてくれたりすると、生きている実感が得られるものなのです。
- 私に栄養をつけようと、親友たちが別荘に連れていって美味しいものを食べさせてくれること。
- 私の母が面会するために病院に来て、脚をマッサージしてくれること。
- 恋人が側に座って手を握り、最後にはベッドによりかかって眠ってしまうこと。
- 化学療法のため病院に戻ってくると、王立病院で働いている友人が飾ってくれたチューリップが病室で私を待っていること。

　私の受けたケアと愛情は、私にとって本当に大切なもので、もしほかの誰かが病気になったら絶対に逃げずに側にいてあげようと思いました。そんな人がいたら、絶対に寄り添ってあげよう。それが、その人の望むことなのだから。
「手紙を書こうと思っていたのに、できなかった」と、後で言う人が何人かいました。そんな彼らに対して、私は言いたいです。
「次に思った時には是非書いてください。病院のベッドの上で、何も知らずに横たわって天井を眺めている人たちにとって、それはとても大きな意味をもつからです」

　ガンにかかるということは、言うまでもなく病気にかかるということです。私自身、そのことを認めるのに時間がかかりましたが、病気を無視せず、病気でない振りをせずによかったと思っています。また、ガンの醜い顔としっかり対峙する勇気をもてた、と自分では思っています。悲しむことも、涙を流すことも、あえて抑えませんでした。実

際、私は何か月もの間、毎日のように泣いていました。

　回復後、何かに怒りを感じたりイライラしたりするたびに、罪悪感を抱くようになりました。死に近づくことの過酷さや、生を得ることの喜びに比べたら、どんなことも取るに足らないことなのです。のちに分かったことですが、感謝して楽しい気持ちでいることと、何も考えずのんきに過ごすこととは同じではありません。私は、ささいなどうでもよい問題については、人生のなかで考えないようにしようと心に決めました。

　残念ながら、健康に生きていることがどんなに幸運なことかが分かっていない人がたくさんいます。

「この地獄から抜け出したら、ブナの新芽が出てくるのを眺め、新鮮なエビを味わいたい。春になったら、太陽が私の身体を温めてくれる」

　とても長くて寒い冬を過ごさなければなりませんでしたが、春は確かにやって来ました。そして、これからも春は何度もやって来ます。感謝です！

別の世界

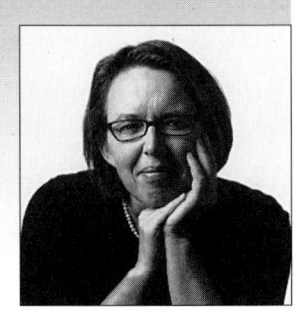

エレ＝ミーイ・アイドロプ・ハンスン（Elle-Mie Ejdrup Hansen）
1958年生まれ。画家、
1987年にホジキンリンパ腫を宣告される。

　本質的な語りの素晴らしいところは、私が今この原稿を書いているという事実によって証明されます。20代の終わりに、私は40歳を迎えることができないかもしれないと告げられましたが、実際には40歳をすぎ、今44歳でこの原稿を書いています。

　この語りは、「伝えることが困難な語り」と言わざるを得ません。比較的若い時にガンを患うことや死に直面するといったことは大きな意味をもち、かつそこには曖昧さがあります。それは、私の人生に決定的な影響を与え、私の人生観の多くはこの出来事によって形成されました。

　人生のこの出来事をどのようにしてとらえればよいのか、私にはよく分かりません。死と生の両方が目の前に迫ってきたこの人生の劇的な出来事について書くことをなぜ承諾したのか、自分でも驚いています。私の言葉は、あまりにもちっぽけに思えます。なぜなら、言葉は「生」でも「死」でもありませんから。

　私は懐疑的でした――回復したことを書く時には、美しい語りでな

ければなりません。しかし、経験したことはただ強烈だっただけでなく、まったくもって両義的でした。複雑で、補完的で、弁証法的で、これでもまだ十分言い尽くせません。「人間としての私」と「生」と「死」、その三者が合わさったものなのです。

現実に起こったことは素朴で根源的なことです。デンマーク対ガン協会［巻末参照］から執筆依頼を受けてからずっと考えていました。この語りを、いったいどこからはじめればよいのでしょうか？ おそらく、ユトランド半島北部のラーノム（Ranum）の寮に住んでいた19歳の時からお話しするのがよいかもしれません。

あの日、父が車にひかれ、ヴァイレ病院（Vejle sygehus）の集中治療室に運び込まれたという連絡を受けた私は、急いで家に戻りました。1週間の間、母と一緒に父の病床に付き添いました。その後、父は二度と健康を取り戻すことがありませんでした。父はまだ若く、48歳でした。

いや、もしかしたら、母が回復の見込みのない肝臓ガンを患っていると告げられたあの日からお話しするべきなのかもしれません。もう手の施しようがない――そう、医長はこう言いました。

「ハンスンさん、赤ワインでも飲んで人生を満喫してください。私たちにできることはもう残っていないのですから」

母は強い女性でしたが、そんな母にもこの事実は受け止めることができず、その後、母は私たちに心を開かなくなってしまいました。

小さな飛行機に乗って、シェラン島北部のホムレゴー（Humlegård）に家族で行きました。母が、父と私が一緒にしばらく過ごせるように考えたのです。母の体調を考えると旅行に連れていくのは無責任な行為かもしれませんが、何も信じることができなくなった母に希望を与えるために、ほかにいったい何ができたのでしょうか。病気を克服す

ることはできませんでしたが、家庭と孫を大切にしていた母の側に、私たち家族が寄り添っていることは感じてもらえたと思っています。

　ガンを宣告されてから3か月後、53歳で母は自宅で亡くなりました。私の28歳の誕生日の次の日のことでした。母をよい香りで包みたいと思った私たちはバラを集めました。そして、歌を歌って母を見送りました。これは私たちが住む故郷の習慣で、心温まる伝統だと思います。

　激烈であると同時に安らかなものであるという両極にある二面性、それが母の死にありました。バラの香りに満ちて、美しく苦しみに満ちている——こんなふうに言えばよいでしょうか。

　しかし、特に強調したいのは、母の死が、人生にはどうしようもないことがあるものだと私に教えてくれた決定的な出来事だったということです。死は本当に決定的で取り返しのつかないもので、私の知らない別の世界です。

　いいえ、きっとこの語りは、母が亡くなった後からはじめるべきなのかもしれません。私は、ホジキンリンパ腫であるという診断を受けました。リンパ節のガンの一つです。喉と脇の下にしこりができ、心臓の横にも大きなしこりができました。

　1987年の春のことでした。その年の夏は、特に雨がよく降ったことを覚えています。診断まで少し待たされましたが、よくない病気だろうと感づいていた私にとって、それは待ち時間ではありませんでした。提案されるであろう治療（化学療法と放射線療法）を受けるかどうかと考える時間でした。

　医師は生存率について話をしました。事の深刻さを分かっていないと医師は思ったようですが、私にはよく分かっていました。あっという間に母を「食べ尽くした」ガンを見てきたわけですから。私は、恐ろしいほど孤独を感じました。

医師にとって生存率は重要な要素ですが、私にとってはそうではありません。確率が出る以上、チャンスは五分五分だと信じていました。つまり、可能性は二つであり、私が考えていたのはそのうちの一つ、つまり生き残ることです。いや、生き残るだけではなく、生きることです！

がむしゃらに生きる

　あの時ほど、自分がむしゃらになったことはありませんでした。ある声が私に言うのです。「死ぬ者と生きる者がいるのだ」と。そして、私は後者になりたかったのです！

　化学療法をはじめると、とにかく頑張ると決めました。今の私の仕事は元気になることだけだ、と考えました。でも、どうやって？

　この話を書くことをなぜ承諾したのか自分で分からないとなると、非常に難しい事態を迎えることになります。というのも、私はどうやって結果に責任をもつのでしょうか？

　私は、仕事でもプライベートでもとても大きな決断をしました。もし、自分の人生があまり長くないのであれば、終わりが来る前にしなければならないことがあり、そして果たさなければならないことがあるはずです。語らなければならないこと、描かなければならないこと、そう考えて、私はテキスタイルデザイナーの学校を辞めました。

　父が交通事故に遭ってからずっと、自分が理解できないことを表現しようとしていました。私は病気になって決心しました。自分の人生を表現しようと――激烈で、美しく、理解できないことを。目にするものを見て、目にするものを見せて、生命のために祈りを捧げて。

血液の中に化学薬品を注入すること、身体に毒を入れるのを承諾すること、人間の身体をむしばみ、吐き気を引き起こす毒を信じること、その毒は言葉どおり強烈なものです。

化学療法が私の生活に大きな影響を与えました。身体の変化が強く感じられ、精神状態をも左右しました。何が何だか分かりませんでした。何と凄まじい闘いだったことか！

次に放射線治療を受けることになりましたが、化学療法よりもひどいものでした。厚い壁の中に閉じ込められ、ベッドに固定され、身体を様々な角度から測定されます。髪が束になって抜けていきます。やせ細って、髪がなくなった自分の姿を鏡で見るのは辛いものです。実際、そんなことは大したことではないのですが、目が病気や不安を反映してしまうのです。

信頼、希望、愛といった概念は感傷的で陳腐な概念ですが、このような状態に陥ると、これらの概念が本質的で明確に迫ってきます。どんなに陳腐であれ、どんなに単純であれ、愛が大切なのです。

死と直面するという体験が、私のアイデンティティに大きな影響を与えました。それを描写するには二重の視点が必要です。ずっと私は、自分のもっている知識と自分が目にしてきたもの——死の醜さと生の美しさ、あるいは生の恐怖と死の平穏さ——を結び付けようとしてきました。

生をより大きなものにする、あるいは死にもっと微妙な色合いを与える意識。理解できると同時に不可解であること。根拠あることと根拠がないことの同時性。私はこんなに小さく、そして強い。

自分の身体の変化に注意を払っているので、未来の記憶や私に書き込まれている証拠を正確に扱い、読み取ることは困難かもしれません。長く続いた治療と検査は私を摩耗させました。

私は敏感で注意深くなければならず、身体のサインや微妙な変化を分析しなければなりませんでした。私だけでなく、家族にとっても大変な時期でした。いつもより咳が多かったり、インフルエンザになったりすると、家族の不安が高まります。
　また、はじまるのだろうか？
　この文章を書くのは本当に難しいです。どのようにすれば、自己開示することなく傷つきやすさや信じる心について書くことができるのでしょうか。傷つきやすい心が死に直面することを、どのように表現すればよいのでしょうか。
　生きる意志をもち続けている私は、今までのところ、その死に対してうまく対処してきました。ガンを乗り越えられるのは生だけで、ひどい状況のなかでも生を信じるしかないのです。まったく絶望的な時、狂気しか見えない時、世界に何かを示したいという欲望が見える時、そして休息する勇気がある時――休息はなかなかできないものですが、身体も心も休息を強く求めています。
　あの時、私は病気に打ち勝ったことをよく分かっています。しかし、その闘いは非常に不確実で、負けると致命的なものなのです。人は、いつ強く闘い、いつ降伏して別の世界に行くのでしょうか？
　今、私は、別の世界で命を贈り物として受け取って過ごしています。そして、「水色の展覧会」という展覧会を終えたところです。これは、詩の（おそらく）明快な性質を表した作品の展覧会です。生のための呪文をもう一度唱えて、芸術が人間を動かすことができると信じて。

25

私の仲間たち！

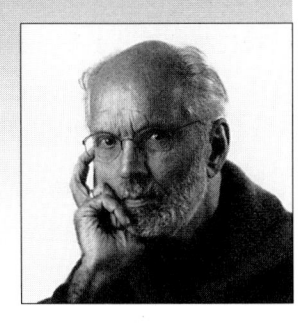

ハンス・オーレ・ニルスン（Hans Ole Nielsen）
1930年生まれ。臨床心理士、
1997年に大腸ガンを宣告される。

　1997年夏、大腸ガンが見つかりました。その時は、不安が波のようになって私の全身をかけめぐりました。ガンになったのはほかでもない私なんだと、実感が湧いてくるまで少し時間がかかりました。しかし、私の周囲で事は淡々と進んでいきました。
「腫瘍は摘出します。明後日にしましょう。その次は、化学療法を一回試しましょう。きっとうまくいきますよ」と、カーアンが言います。
「手術をすれば、ガンが広がって悪化してしまうかもしれません。それに、化学療法の効果には異論もあります」と、スサネが言います。
「生の食品を食べる食事療法を試してみてください」と、ピーアが言います。
「鍼治療をして、ヤドリギ療法(1)やビタミン療法も試したらどうです

---

(1) ガン患者を対象に、補完代替医療の治療法として最も広く研究されてきたものの一つ。ヨーロッパの一部の国では、オウシュウヤドリギから付くられた製薬がガン患者に対して最もよく処方されている（ガン情報サイト http://cancerinfo.tri-kobe.org/pdq/summary/japanese.jsp?Pdq_ID=CDR0000449678&l=19?s=1903）

か」と、グレーデが言います。
「神に祈りましょう」と、リタが言います。
「すべて精神的な問題ですよ」と、ヒーレンが言います。
　そこで気付いたのは、このような状況では誰かがリーダーシップをとらなければならないということで、それをするのは私だということでした。父のことを私は懐かしく思い出しました。戦争中に貿易船の船長だった父は、たとえ不安の残る不完全な条件にあっても、方向性を決めて決断するのはリーダーの仕事だとよく言っていました。
　生のためにガンに対抗して闘うこと、そして、ガンと一緒にやって来る不安に対抗して闘うことを私は決断しました。ただ、これは「死」に対抗して闘うものではないということにも気付きました。なぜなら、死は誰にでもいつかやって来るもので、それがいつかは神のみぞ知るものだからです。
　妻のウラが私の手をとって言いました。
「これから、あなたがどこに行ってもついていくわ」
「ありがとう」
　そして、医師のカーアンに向かって言いました。
「腫瘍を摘出して、化学療法を開始してください」
「副作用についての情報をありがとう。チャンスにかけてみます」と、私はスサネに言いました。
「どこで、どうやって、どのようにはじめたらいいのでしょうか」と、私はピーアに生食品の食事療法について、そしてグレーデにヤドリギとビタミンの療法について尋ねました。
「精神的な問題について思い起こさせてくれてありがとう」と、私はヒーレンに言いました。
　いつも神に「私の願うようにではなく、あなたの御心のようになさ

ってください」と祈っている私にとって、神を忘れないでいることはたやすいことでした。

　カーアンが腫瘍を摘出してくれて、のちの化学療法がはじまる前に最終的な診断を受けました。色が黒くほっそりとしていて、医師と書いた名札をつけている若い女性が私の前に座って言いました。
「結腸ガンのデュークスC⁽²⁾で、リンパ節に転移しています。ロイコボリンと5-FU⁽³⁾を投与する化学療法で効果を見てみましょう。1週間で10回、それを5週間おきにすることになります」
「うまくいく確率はどれくらいなんでしょうか？」と、私は尋ねました。
　山の泉のように、冷たく透き通った声で医師は答えました。
「化学療法が効けば33％です」
　沈黙の後、私は再度尋ねました。
「もし、効かなかったら？」
「それ以上どうすることもできません。でも、新しい治療法を発見するために常に研究が進められています」
　沈黙。
　話が終わると、医師は立ち上がり、部屋から出ていきました。その医師は、まるで『死の勝利』⁽⁴⁾の死の天使のようで、私は生きる力を奪

---

(2)　デュークス分類（A／B／C）は、国際的に広く用いられている大腸癌の組織学的進行期分類で、1932年にイギリスの病理学者デュークス（Cuthbert Esquire Dukes, 1890〜1977）によって提唱された。癌腫の壁深達度とリンパ節転移により分類することで、予後診断に有用である。デュークスA：癌腫が腸壁内に限局しリンパ節転移を認めないもの。デュークスB：癌腫が腸壁を貫いて浸潤するが、リンパ節転移のないもの。デュークスC：癌腫がリンパ節に転移したもので、壁深達度は問わない。（伊藤正男・井村裕夫・高久史麿編『医学書院　医学大辞典』医学書院、2003年、1,714ページ）

(3)　(Leucoverin) 5-Fuなどの抗ガン剤の効果を増強する薬。5-Fuは広く使用されている抗ガン剤で、主成分はフルオロウラシル。

われたように感じました。
「あの医師にはついて行きたくない！」と、私は叫びました。椅子から勢いよく立ち上がろうとしましたが、膝に力が入らず、立ち上がることができませんでした。
「ついて行く必要はありません」と、一人の看護師が言いました。
「葬儀屋に行って予約をとる必要もありません。化学療法をはじめればいいのですよ。こっそり教えてあげますが、私の知る限り、この化学療法はたいていの場合効果がありますよ」
　集団について該当することが必ずしも個人について該当する訳ではないという心理統計の基本的な定理を思い出すと、私は自分で立ち上がることができるようになりました。娘のヘレが言いました。
「お父さん、馬に乗ると思えばいいのよ」
　一番上の孫のディデは「私たちみんなおじいちゃんの味方よ」と言い、一番下の孫のイェスパは、私のために買ってくれたクマのぬいぐるみを手に押し当ててきました。私は言いました。
「病院には、診断や生存確率や馬鹿馬鹿しいことをやらせておけ！化学療法をはじめるぞ！」
　ウラが私の手を握ってくれました。
　1か月後、私は専門機関に行って厳格な生食療法をはじめました。生食療法の専門家たちも病院もどちらも信用していましたが、両者はお互いを信じておらず、相手のことを「既存の治療法」とか「新しい治療法」などと呼び合っており、それは決してよい意味ではありませんでした。私はどちらの治療法も継続し、しばらくは順調でした。
　最初の化学療法の後に受けたスキャン検査で、転移していないことが分かり、結果は良好でした。しかし、化学療法の副作用がひどく、生食療法を続けるのは困難でした。食事を身体に入れると腸の隅から

隅までが焼けるように痛くてたまらないのです。それでも両方の治療を続け、元々太っていなかった私の体重はさらに16〜17キロ落ちました。ビタミン療法、ヤドリギ療法、そして鍼治療もはじめました。

夜

2度目の化学療法の数日後、夜、ふと目覚めました。ベッドのシーツは汗でぐっしょりと濡れていました。身動きできず、不安が押し寄せてきました。重くて終わりのない不安感。神から見放されて一人ぼっち。心の中で「助けて！」と叫びましたが、誰も来てくれません。妻の手を握って起こしましたが、「眠らせて」と言われてしまいました。娘なら手を握ってくれると思いましたが、側にいませんでした。子どもや孫のことを考えました。そして、神のことも。

できない――胸の上に重いセメント袋が乗っているようでした。希望も、愛も、信頼も何もない。長く叫んで不安を外に出したいのに出すことができない。口が乾いて、唇がくっついてしまっていました。全身が痒くて、手の指も足の指も痛く、食道と直腸も痛くてたまりませんでした。副作用だ！

唾液を出すために、そしてあまりの痛みにベッドから起き上がりました。時計を見ると夜中の3時で、灰色の夏の朝日が差し込んできました。唾液で少し口が開くようになりましたが、そうすると口の中の

---

(4)（Dødens triumf）フランスで活躍したルーマニアの劇作家ウージェーヌ・イヨネスコ（Eugène Ionesco）の戯曲『殺戮ゲーム（Jeux de massacre）』をもとにつくられたデンマークの舞踊劇作品。デンマーク放送局のテレビで1971年に放送され、1972年にはデンマーク王立劇場で初演が行われた（Den Store Danske http://www.denstoredanske.dk/）。

水疱や傷から出血してしまったので、水を少し飲みました。用を足すためにトイレに行くと、終わる頃にはお腹を下していました。

部屋に戻ると、ウラがシーツを交換していて、ベッドはさらっと冷たく気持ちよくなりました。眠って数時間後、また目が覚めました。ウラは眠っていました。暑くて、口はまたカラカラに乾いて唇がくっついてしまっていました。

髪が抜けてしまった時のことをまた考えました。私を楽にしてくれるものは何もない。怒りと不安で、自分が冷酷になっていくようにも感じました。もう神は信じない。それでも、何度も何度も神に向かって叫んでしまいます。

そうこうしているうちに大きな翼が私のなかに現れて、不安と痛みがすっかりなくなりました。その後、翼がまた現れて、ウラの寝息と鳥のさえずりが聞こえてきました。

トイレで自分の姿を鏡に映してみました。おはよう、年寄り！　元気がなさそうだね！　君こそ！

私はベッドに横になりました。力が身体全体、私全体に突然わき上がってくるかのように感じました。私は生きている！　今！　私の声を聞いてくださって、そして私の側にいてくださって、イエス・キリストに感謝します。私は眠りました。

2回目の化学療法の前に、私はお風呂とクリームの臭いで目を覚ましました。少しすると、ウラが新品のサマードレスを着て、素敵なヘアスタイルをして部屋に入ってきました。

いったいどこに行くのだろう？　ああ、そういうことか！　何となく予感していたが……私から逃げていくのだ！

彼女はお前よりずっと若いんだぞ。お前は、もうすぐ70歳になる老いぼれた病気の男だ。夏の夜に、彼女は強くて若い男の所に行くのだ。私はただ、掛け布団を頭までかぶってじっとして、彼女がさよならを言うのを待っていた。

ウラが、私の横に背中を向けて横になった。私は怖かった！

まさか、彼女は考えていないだろう？　そんなこと、したくないだろう！　私は病気でおどおどした年寄りで、ペニスも萎んでしまっている。できない。私のほうを向いてウラが微笑んだ。落ち着け、ただ一緒に眠るだけだ。よかった！　こんなふうに寄り添って眠るのは何と素敵な時間だったことか。

しばらくしてから、ちょっとしたことが起こりました。私たちは互いに向き合い、ウラは微笑みました。美しい！　私ならできる！　ウラは私を求めている。その時初めて、見苦しい疑いの心や不安をかき消すかのように、生きる喜びが私のなかに湧き起こりました。

何が効いたのか？

病院で受けた次の検査ではガンがやや縮小していたということで、どうやら治療の効果があったようです。いったい、何が効いたのでしょうか？　化学療法？　ヤドリギ療法と鍼治療？　食事療法？　妻のウラと3人の娘の愛情？

何が効いたのかはまったくどうでもいいことで、とにかく効いたからそれでよいのです。みんな（私の仲間）の意見は分かれたのですが、私のためにみんなで力を合わせて一緒に行進していくだけです！

次の化学療法を控えた夜、こんな夢を見ました。

　青い海の沖合にそびえ立つ高い柱の上に広い舞台があって、私はそこに立っていました。舞台の上は穏やかさと喜びに満ちていて、太陽の光が降り注いでいました。突然、長くて黒い腕が海面から現れ、柱に巻き付くようにして上がってきたと思ったら、舞台の上まで伸びてきました。
　舞台の上にいた人はみんな斧と刀を握り、その腕を切り落とそうとしましたが、腕は次々と海面から伸びてきました。恐怖に怯えながら、私は舞台の真ん中に身を潜めていました。
　突然、私のなかに声が聞こえてきました。
「ガンに対する闘いだ！　今ここで生きるための闘いだ。ノックアウトされて、震える脚で立ち上がって、ここでどうしたいのか？　生きたいのか、死にたいのか？」
「生きたい！」と、私は叫びました。「生きることを邪魔するあらゆるものに対して闘いを挑みたい！　第3ラウンドも闘うのだ！」
　私は斧をとって叫びました。
「イエス・キリストの十字架のもとに前進！」
　そして、海から次々と出てくる腕を相手にほかの人たちとともに力いっぱい闘い、とうとう腕は海の中に戻っていってしまいました。

　夢から覚めると『The drums & pibes of Scotland』(5)を、そして次にルイ・アームストロング（Louis Armstrong）の『On the Sunny Side of the Street』を聴きました。これらの曲は、闘病生活の間、何度も聴きました。リラックスしたい時にはグレゴリオ聖歌(6)をかけました。

生きる力を与える精神

　この夢を見てから手綱をしっかりと掴むようになった私は、ガンを倒す環境をできる限り整えるために、私の仲間と一緒に闘うことが重要だと気付きました。私の仲間は「既存のもの」でしょうか、「新しいもの」でしょうか？

　それは、間違った問い掛けです。私の仲間は他人が選んだものではありません。自分たちの意志で仲間となり、私ができると信頼している人たちであり、私の想像のなかで力を合わせて行進してくれる人たちです。私が指揮を執ると、私の免疫力は白馬になり、化学療法は黒く荒々しい傭兵になり、ヤドリギ療法は黄色の忠実な援軍となりました。

　ビタミンと食事療法は、私の兵士たちの栄養剤と考えています。鍼治療は、闘っている軍隊に栄養と水分を補給する経路を開く働きをしました。何度も行われたスキャン検査と血液検査は、情報部隊として戦闘に貢献しました。

　敵であるガン細胞は、執拗で異常なテロリストグループで、その最終目的は、破壊することと、不安感・死・不穏・混乱を引き起こすことです。

　出て行け！　消えてしまえ！　一掃してしまえ！　もし降伏しないのであれば、包囲して握りつぶしてしまえ！

---

(5)　おそらく『Pipes and Drums from Scotland』というスコットランド音楽のアルバムを指すと思われる。

(6)　ローマ・カトリック教会の伝統的な単声典礼聖歌。その名称は、典礼聖歌の整備に大きな貢献があったという聖グレゴリウス1世教皇（590〜604在位）にちなむ（目黒惇編『新訂　標準音楽時点 アーテ』音楽之友社、1991年、578ページ）。

闘いのなかで気付いたのは、はじめたこの戦闘の責任者である私が、その結果の責任を引き受けなければならないということです。吐き気、嘔吐、下痢、水疱、耐え難い口の乾き、不安感、落ち込み、汗、愛する人に対するひどい仕打ち、不公平感、無力感、嫌悪感。どうして、あなた方は助けてくれないのですか？

　夢の中でよく、死の天使に会ったり、ガンは恐ろしいものだと半分諦めてしまったりしていたのですが、そういった考えが健康に向かうことを妨げる破壊的な力を放出するものだと気付きました。

　一方、自分でリーダーシップをとることと、化学療法兵士や白馬、黄色の援軍と一緒に、娘からの優しさや孫からの愛情、そして自分を愛してくれる女性の支えを受けながら、ガンを相手に荒々しく男性らしさを前面に出しながら闘うことが回復に向かう前向きな力を与え、生と健康を司る精神に至る経路を開いてくれることが分かりました。

　生きる力を与える精神は私たちの世界を拡大し、豊かにしてくれるもので、そのメカニズムの解明は、遺伝子の解明と同様、進むことが待たれています。

　こうして、私はここに座っています。健康です。私の兵士たち――情報部隊と黄色の援軍――はまだ活動をしています。妻も子どもも私を愛してくれていますし、私も彼女たちを愛しています。彼女たちがいなければどうなっていたでしょうか。いなければ、どうやってリーダーになっていたでしょうか。彼女たちと神がいなければ？

　化学療法の時のことですが、私の腕の静脈にうまく点滴の針が入らなかった時、看護師が微笑んで私の腕を優しくなでてくれたのを思い出しました。その看護師のおかげでうまく点滴の針が入って、黒い傭兵が体内に送り込まれました。

「また会おう」と言ってくれた患者の仲間。私に対して微笑んでくれた人。「歩けなければ這えばいい」と言ってくれた友達。インターネットのチャットルームやあふれんばかりの情報。たくさんの人が手を差し伸べてくれ、こちらを見て手を掴み、「しっかり握るように」と言ってくれました。可能な限り手を離さないでおこうと思っています。何としてでも……。

訳者あとがき

　医学の進歩により、ガンは以前より不治の病ととらえられることが少なくなっています。治療技術が上がり、生存率も向上しています。しかし、日本においてもデンマークにおいても、ガンが国民の死因の第1位を占めていることはゆるぎのない事実です。そして、ガンという衝撃的な診断を告げられた人たちの苦しみや悲しみは、デンマークでも日本でも同じです。

　本書は、人間の悲しみや喪失の体験を当事者自らが語った手記を集めたデンマークのシリーズ（「悲しみと喪失のシリーズ（Serie om sorg og savn)」）の1冊を翻訳したものです。本シリーズの邦訳は、『高齢者の孤独——25人の高齢者が孤独について語る』（ピーダ・オーレスン&ビアギト・マスン編　石黒暢訳／ヘンレク・ビェアアグラウ写真、2008年、新評論）と『認知症を支える家族力——22人のデンマーク人が家族の立場から語る』（ピーダ・オーレスン，ビアギト・マスン&イーヴァ・ボーストロプ編／写真：ヘンレク・ビェアアグラウ　石黒暢訳、2011年、新評論）がすでに出版されており、本書は3冊目となります。

　このシリーズの価値は、一般のデンマーク人が生活者の立場で自らの極めて個人的な悲しみと喪失の体験を赤裸々に語るところにあります。日本において、デンマークは高福祉国家として知られています。これまで実施された複数の世界幸福度調査において、デンマーク国民

の幸福度が最も高いという結果が出ており、デンマークは「世界一幸福な国」という文脈で語られることも増えてきました。

　しかし、このようなマクロの視点だけではデンマークという国のありのままの姿をとらえることは困難です。その国で暮らす人々がどのような思いを抱え、どのような生活を送っているのかというミクロの視点を加えることが、その国をより良く理解することの第一歩となります。

　本書の著者たちは、ガンという診断を受けて、苦しみ、悲しみ、絶望感に陥ります。想像を絶する壮絶な経験をした人たちは、幸せな生活を取り戻そうと必至で闘いました。人間の強さも弱さも、本書では包み隠さず語られています。そして、辛い治療を乗り越え、ガンを克服した人の多くが得たものは、ありふれた日常に対する感謝の念だったのです。つまり、当たり前だと思っていたものが実は当たり前ではなかったことに気付き、それに喜びを感じられる心です。ガンと向き合う力が与えてくれるのは、幸せを感じる力と言ってよいのかもしれません。

　このことは、著者の一人であるイェデ・デールさんの言葉によく表れています。

「多くのことは、私たちが一緒にいられることや私たちが生きていることと比べたら、本当にささいなことなのです。頭では以前から分かっていましたが、ガンになってはじめて身にしみて理解するようになりました。自分が生きていることや元気でいられることを、毎日、神に感謝しています」（第17章より）

　本書の翻訳にあたっては、多くの方にお世話になりました。藤原医院院長の藤原明達先生には、翻訳原稿すべてに目を通していただき、

訳者の理解を超える医学用語について丁寧に解説していただきました。藤原先生のお力添えなしに翻訳作業を進めることはできませんでした。また、北欧の地名・人名などの固有名詞のカナ表記については、大阪外国語大学（現大阪大学）名誉教授の菅原邦城先生と大阪大学言語文化研究科の新谷俊裕教授に助言をいただきました。大阪大学言語文化研究科の田辺欧先生とマーティン・パルダン＝ミュラー（Martin Paludan-Müller）先生には、訳者には理解が難しい原書の部分について丁寧に解説していただきました。感謝申し上げます。本書のなかで誤記や誤訳があれば、それらはすべて訳者の責任であることを申し添えます。

　大阪大学人間科学研究科の博士後期課程に在籍する佐藤桃子さんと同博士前期課程に在籍する久保真理さんには、原稿チェックや事務作業をサポートしていただきました。株式会社新評論の武市一幸氏には、「悲しみと喪失のシリーズ」の翻訳３冊を通じて継続的にお世話になり、なかなか進まない翻訳作業に辛抱強くお付き合いいただきました。心からお礼を申し上げます。

2015年５月

石黒　暢

スポンサー

Codan Fonden
Aventis
デンマーク対ガン協会（Kræftens Bekæmpelse）

謝辞

　たくさんの読者のために、辛いガン闘病経験について執筆することを快く引き受けてくださった著者の皆様に心より感謝申し上げます。ガンの闘病について率直に語ってくださり、同じような状況にいる人達が励まされることと思います。著者のご家族も本書の出版に大きく貢献してくださったことと思います。感謝の意を表したいと思います。
　スポンサーのCodan Fonden, Aventisにもお礼申し上げます。
　創立75周年記念のためのこの大切な記念出版を編集する作業を任せてくださったデンマーク対ガン協会にも感謝の意を表したいと思います。さらに、アネ・トマスン（Anne Thomassen）、アーネ・ローリヒーズ（Arne Rolighed）、ユデ・ドライア（Jytte Dreier）、スサネ・ロンベク（Susanne Lundbeck）、ボーディル・リレムース・ハスエーヤ（Bodil Lillemus Hasager）、ウラ・スカニング（Ulla Skanning）にもお礼を申し上げます。
　クロウ出版のグレーデ・ダムスゴー（Grethe Damsgaard）、ギデ・クレスチャンスン（Gitte Kristiansen）、スサネ・リュー・アナスン（Susanne Ry Andersen）に、そして忠実な校正担当のヴィーベケ・クレスチャンスン（Vibeke Kristiansen）にも感謝いたします。
　出版までの過程でお力添えをいただいたヨハン・スィムスン・クレスチャンスン（Johan Zimsen Kristiansen）、ヘニング・ピーザスン（Henning Pedersen）、キアステン・ピーザスン（Kirsten Pedersen）、レゲ・ラアベク（Rikke Rørbæk）、イェスパ・イェスパスン（Jesper Jespersen）、インガ・アヌビェア（Inger Anneberg）、リスベト・クレスチャンスン（Lisbeth Kristiansen）にもお礼の言葉を申し上げます。

デンマーク対ガン協会（Kræftens Bekæmpelse）の概要

　2003年に75周年を迎えました。デンマーク対ガン協会は民間の患者組織で、主な活動は以下の三つです。
　・研究支援
　・予防活動
　・患者支援活動

　同協会は、デンマークで行われているガン研究の費用の半分を助成しています。その目的は、ガンの原因を明らかにすること、そしてガンの予防や治療の方法を確立することです。

　予防活動としては、ガンにかかるリスクを減少させるために何ができるかについて周知活動を行っています。また、ガン患者と家族の相談・支援活動も行っています。

　活動資金は民間組織や企業から受けており、行政から受けている補助は収入の5％のみです。

　同協会についてもっとお知りになりたい方は、www.cancer.dk にアクセスするか、電話35257500までご連絡ください。E-mail（アドレス info@cancer.dk）も受け付けています。

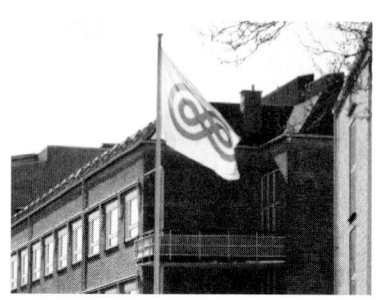

コペンハーゲンにある「デンマーク対ガン協会」の本部（写真提供：デンマーク対ガン協会）

訳者紹介

石黒　暢（いしぐろ・のぶ）
大阪外国語大学外国語学部デンマーク語・スウェーデン語学科卒業。
同志社大学大学院文学研究科社会福祉学専攻博士前期課程修了。
現在、大阪大学言語文化研究科准教授
専門：高齢者福祉論、福祉国家論
主な著訳書：『スウェーデンの家族とパートナー関係』青木書店、2004年（共著）、『シニアによる協同住宅とコミュニティづくり──日本とデンマークにおけるコ・ハウジングの実践』ミネルヴァ書房、2011年（共編）、『世界の保育保障──幼保一体改革への示唆』法律文化社、2012年（共著）、ヤン・ポールソン著『新しい高齢者住宅と環境──スウェーデンの歴史と事例に学ぶ』鹿島出版会、2000年（翻訳）、ビアギト・マスン & ビーダ・オーレスン編『高齢者の孤独』新評論、2008年（翻訳）、『認知症を支える家族力』新評論、2011年（翻訳）

シリーズ〈デンマークの悲しみと喪失〉

ガンと向き合う力
──25人のデンマーク人がガン体験を語る──

2015年7月10日　初版第1刷発行

訳　者　石黒　暢
発行者　武市一幸
発行所　株式会社　新評論

電話　03(3202)7391
振替　00160-1-113487
http://www.shinhyoron.co.jp

〒169-0051
東京都新宿区西早稲田3-16-28

装丁　山田英春
印刷　フォレスト
製本　中永製本

定価はカバーに表示してあります。
落丁・乱丁本はお取り替えします。

©石黒　暢　2015年　　ISBN978-4-7948-1013-7
Printed in Japan

JCOPY＜(社)出版者著作権管理機構　委託出版物＞
本書の無断複写は著作権法上での例外を除き禁じられています。複写される場合は、そのつど事前に、(社)出版者著作権管理機構（電話03-3513-6969、FAX 03-3513-6979、e-mail: info@jcopy.or.jp）の許諾を得てください。

■新評論　好評既刊　シリーズデンマークの悲しみと喪失■

家族が認知症になった時、あなたは……

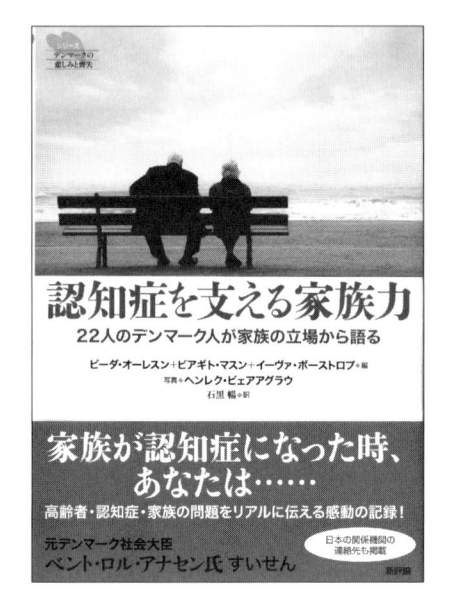

P. オーレスン＆B. マスン＆E. ボーストロプ編／石黒暢訳
認知症を支える家族力
22人のデンマーク人が家族の立場から語る

生活者の目線から、高齢者ケア・認知症・家族の問題をリアルに描く。

[A5並製　228頁　1800円　ISBN978-4-7948-0862-2]

＊表示価格はすべて本体価格（税抜）です。

新評論　好評既刊　シリーズデンマークの悲しみと喪失

愛する人との別れ、病気、家庭内の不和……

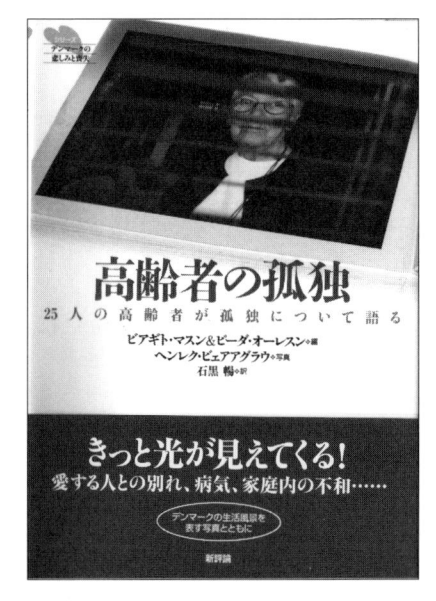

P. オーレスン＆B. マスン編／石黒暢訳
高齢者の孤独
25人高齢者が孤独について語る

別離、病、死…デンマークの高齢者が人生の悲哀を赤裸々に語る。

[A5並製　224頁　1800円　ISBN978-4-7948-0761-8]

＊表示価格はすべて本体価格（税抜）です。

新評論　好評既刊　北欧の福祉・教育・社会

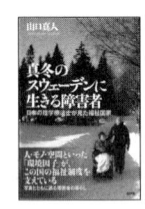

山口真人
真冬のスウェーデンに生きる障害者
日本の理学療法士が見た福祉国家

障害者が極寒の地で生き生きと暮らすことができる福祉の厚みとは。
［四六上製　312頁　2800円　ISBN978-4-7948-0908-7］

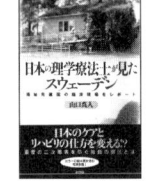

山口真人
日本の理学療法士が見たスウェーデン
福祉先進国の臨床現場をレポート

重度の二次障害を防ぐ独自の療法とは。日本のケアの課題を照射。
［四六上製　252頁　2200円　ISBN4-7948-0698-1］

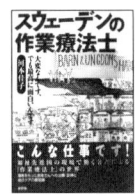

河本佳子
スウェーデンの作業療法士
大変なんです、でも最高に面白いんです

「作業療法士」の仕事を生き生きとレポートするロングセラー。
［四六上製　256頁　2000円　ISBN4-7948-0475-X］

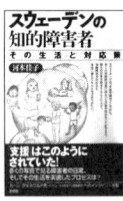

河本佳子
スウェーデンの知的障害者
その生活と対応策

「共存社会」に生きる障害者の人々の生活と支援策の実例を紹介。
［四六上製　252頁　2000円　ISBN4-7948-0696-5］

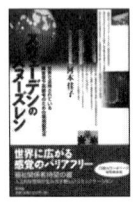

河本佳子
スウェーデンのスヌーズレン
世界で活用されている障害者や高齢者のための環境設定法

刺激を与えることで感覚受理能力を高める新しい環境づくりの手法。
［四六上製　208頁　2000円　ISBN4-7948-0600-0］

＊表示価格はすべて本体価格（税抜）です。